DIAGNÓSTICO DIFERENCIAL RÁPIDO

Sinais, Sintomas e Resultados de Exames Laboratoriais de A a Z

DIAGNÓSTICO DIFERENCIAL RÁPIDO

Sinais, Sintomas e Resultados de Exames Laboratoriais de A a Z

Amir H. Sam
Royal Free and University College Medical School,
University College London
London

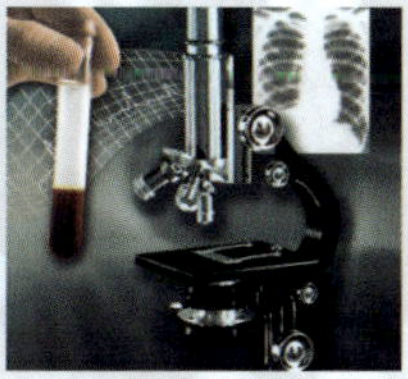

Consultor Editorial
H.L.C. Beynon
Consultant General Physician and Rheumatologist
Royal Free and University College Medical School,
University College London
London

Editor da Série
Amir H. Sam

REVINTER

Diagnóstico Diferencial Rápido – Sinais, Sintomas e Resultados de Exames Laboratoriais de A a Z

ISBN 85-372-0038-7

Tradução:
VILMA RIBEIRO DE SOUZA VARGA
Médica, SP

Revisão Técnica:
JOÃO CLÁUDIO EMMERICH
Médico-Especialista em Medicina Intensiva pela AMIB
Médico do CTI do Hospital dos Servidores do Estado, RJ

Nota: A medicina é uma ciência em constante evolução. À medida que novas pesquisas e experiências ampliam os nossos conhecimentos, são necessárias mudanças no tratamento clínico e medicamentoso. Os autores e o editor fizeram verificações junto a fontes que se acredita sejam confiáveis, em seus esforços para proporcionar informações acuradas e, em geral, de acordo com os padrões aceitos no momento da publicação. No entanto, em vista da possibilidade de erro humano ou mudanças nas ciências médicas, nem os autores e o editor nem qualquer outra parte envolvida na preparação ou publicação deste livro garantem que as instruções aqui contidas são, em todos os aspectos, precisas ou completas, e rejeitam toda a responsabilidade por qualquer erro ou omissão ou pelos resultados obtidos com o uso das prescrições aqui expressas. Incentivamos os leitores a confirmar as nossas indicações com outras fontes. Por exemplo e em particular, recomendamos que verifiquem as bulas em cada medicamento que planejam administrar para terem a certeza de que as informações contidas nesta obra são precisas e de que não tenham sido feitas mudanças na dose recomendada ou nas contra-indicações à administração. Esta recomendação é de particular importância em conjunto com medicações novas ou usadas com pouca freqüência.

Título original:
Rapid Differential Diagnosis: A–Z of Symptoms, Signs and Laboratory Test Results in Medicine

Rua do Matoso, 170 – Tijuca
20270-135 – Rio de Janeiro – RJ
Tel.: (21) 2563-9700 – Fax: (21) 2563-9701
livraria@revinter.com.br – www.revinter.com.br

Sumário

Apresentação

Este livro é uma coleção dos diagnósticos diferenciais dos casos apresentados no Royal Free Hospital Morning Report (Relatório Matinal do Royal Free Hospital) durante o período de 2000-2002. Aqueles que estudaram ou trabalharam no Royal Free Hospital lembram-se do Relatório Matinal como uma oportunidade muito agradável e valiosa para aprender. Naquelas reuniões médicas, freqüentadas por vários membros do corpo clínico, profissionais de diferentes áreas e suas equipes discutiam várias apresentações médicas e suas causas.

O intuito do *Diagnóstico Diferencial Rápido* é dar possíveis explicações para uma variedade de sintomas, sinais e resultados de exames laboratoriais que os estudantes de medicina e os médicos podem encontrar durante a sua formação e na prática.

Embora não esgote o assunto, esta obra será de grande valia tanto na prática diária quanto na preparação para provas.

H.L.C. Beynon

Lista de Abreviaturas

γ-GT	gama-glutamiltranspeptidase
ACTH	hormônio adrenocorticotrópico
AIT	ataque isquêmico transitório
ANCA	anticorpo citoplasmático antineutrófilos
AV	atrioventricular
AVC	acidente vascular cerebral
CAD	cetoacidose diabética
CCO	contraceptivo oral
CEA	antígeno carcinoembrionário
CEC	carcinoma espinocelular
CIA	comunicação interatrial
CIV	comunicação interventricular
CIVD	coagulação intravascular disseminada
CMV	citomegalovírus
CO	monóxido de carbono
CPK	creatina fosfoquinase
CRH	hormônio liberador de corticotropina
D&C	dilatação e curetagem
DAP	ducto arterial patente
DAX1	gene da hipoplasia da supra-renal-inversão do sexo sensível à dosagem no cromossomo X, gene 1
DIDMAOS	diabetes insípido, diabetes melito, atrofia óptica, surdez
DII	doença inflamatória intestinal
DPOC	doença pulmonar obstrutiva crônica
DRGE	doença do refluxo gastroesofágico
ECA	enzima conversora da angiotensina
EDTA	ácido etilenodiaminotetracético
EM	esclerose múltipla
FA	fibrilação atrial
FAN	fator antinuclear
FSH	hormônio foliculoestimulante
G6PD	glicose-6-fosfato desidrogenase
GGT	gama-glutamiltransferase
GnRH	hormônio liberador de gonadotropinas
HBP	hiperplasia benigna da próstata
HBV	vírus da hepatite B
hCG	gonadotropina coriônica humana
HCV	vírus da hepatite C
HGPRT	hipoxantina-guanina fosforribosiltransferase
HIV	vírus da imunodeficiência humana
HSV	vírus do herpes simples
ICC	insuficiência cardíaca congestiva
IM	infarto do miocárdio
INR	coeficiente internacional normatizado

ITU	infecção do trato urinário
LCR	líquido cefalorraquidiano
LES	lúpus eritematoso sistêmico
LH	hormônio luteinizante
LLC	leucemia linfocítica crônica
MCOH	miocardiopatia obstrutiva hipertrófica
MELAS	encefalopatia mitocondrial, acidose lática e episódio semelhantes a AVC
MTF	metatarsofalângica
MTHFR	metileno tetraidrofolato redutase
NEM	neoplasia endócrina múltipla
NMS	neurônio motor superior
PAN	poliarterite nodosa
PLAP	fosfatase alcalina semelhante à placentária
PSA	antígeno específico da próstata
PTH	paratormônio
PTT	púrpura trombocitopênica trombótica
SAPHO	sinovite, acne, pustulose palmoplantar, hiperostose, osteíte
SCV	sistema cardiovascular
SDRA	síndrome do desconforto respiratório agudo
SHU	síndrome hemolítico-urêmica
SIHAD	secreção inadequada do hormônio antidiurético
SOPC	síndrome dos ovários policísticos
TB	tuberculose
TNG	trinitrato de glicerila
TSH	hormônio tireoestimulante
TSV	taquicardia supraventricular
TT	tempo de trombina
TTPA	tempo de tromboplastina parcial ativada
TV	taquicardia ventricular
TVP	trombose venosa profunda
VCI	veia cava inferior
VEB	vírus de Epstein-Barr
VVZ	vírus varicela-zoster

A

ACANTOCITOSE

Artefato (sangue colhido em tubo de EDTA)
Abetalipoproteinemia (associada à retinite pigmentosa, déficits neurológicos)
Anorexia
Insuficiência hepática
Insuficiência renal crônica
Hipoesplenismo
Hipotireoidismo
Síndrome da coréia-acantocitose

ACANTOSE NIGRICANS

Doenças malignas: esôfago, estômago, intestino grosso, bexiga, rim
Resistência à insulina: diabetes melito, SOPC, esteróides
Acromegalia
Síndrome de Prader-Willi

ACIDOSE

Metabólica

Gap aniônico normal

↓ Perda GI de HCO_3^-: diarréia, fístula (biliar, intestinal, pancreática), ileostomia, ureterossigmoidostomia
  Perda renal: acidose tubular renal (tipo 2), lesão tubular renal (p. ex., drogas/metais pesados), hiperparatireoidismo, acetazolamida
↑ H^+: acidose tubular renal (1 & 4), ingestão de cloreto de amônio

Gap aniônico alto

Cetoacidose: diabetes melito, excesso de álcool, jejum prolongado
Acidose lática:
  Hipoxia tecidual, p. ex., choque (hemorrágico/séptico), exercício retenso, anemia grave
  Drogas: metformina, etanol, metanol, etilenoglicol, zidovudina
  Acidose D-lática (síndrome do intestino curto)
  Leucemia
  Linfoma
  Insuficiência hepática
  Deficiência de glicose-6-fosfatase, distúrbios mitocondriais (p. ex., MELAS)
Insuficiência renal
Intoxicação por salicilato

ACIDOSE (CONTINUAÇÃO)

Respiratória

SNC

Doença orgânica envolvendo o centro respiratório (p. ex., vascular, infecção, inflamação, trauma, tumor)
Drogas: opiáceos, benzodiazepínicos, barbitúricos e outros anestésicos

PULMÕES

Asma grave (incomumente), DPOC, obstrução das grandes vias aéreas, apnéia do sono obstrutiva

NEUROMUSCULAR

Neurônios motores: síndrome de Guillain-Barré, doença do neurônio motor, poliomielite, porfiria aguda
Junção neuromuscular/músculo: miastenia *gravis,* distrofias musculares, relaxantes musculares, paralisia diafragmática

PAREDE TORÁCICA

Cifoescoliose grave, obesidade severa, "tórax flácido" traumático

ACIDOSE TUBULAR RENAL

Tipo 1

Auto-imune: síndrome de Sjögren, LES, cirrose biliar primária
Nefrocalcinose: hipercalcemia, rim em esponja medular
Uropatia **O**bstrutiva
Tóxica: anfotericina, lítio, rim transplantado (rejeição)
Anemia **s**iclêmica
(Mnemônica: **Á**cido **NÃO (NOT**) **S**ecretado)

Tipo 2

Adquirida: mieloma, hiperparatireoidismo, deficiência de vitamina D, Drogas: acetazolamida, metais pesados
Congênita: como parte da síndrome de Fanconi, intolerância à frutose, cistinose, doença de Wilson, tirosinemia

Tipo 4

Diabetes melito
Pielonefrite
Drogas: AINEs, diuréticos poupadores de potássio
Obstrução urinária
Doença falciforme

AFASIA

Ver Disfasia

AGEUSIA

Infecção/doenças inflamatórias da cavidade oral
Lesão da corda do tímpano, p. ex., durante cirurgia (2/3 anteriores da língua unilateralmente)
Radiação
Ver também Disgeusia (comprometimento da gustação)

ALANINA AMINOTRANSFERASE (ALT)

Ver Testes de função hepática

ALCALOSE

Metabólica

Perda GI de H^+

Vômitos, abuso de laxantes, adenoma viloso, VIPoma

Perda renal de H^+

↑↑ Atividade dos mineralocorticóides (estimula secreção de H^+):

Hiperaldosteronismo
↑↑ Glicocorticóides: síndrome de Cushing, alcaçuz (inibe 11-hidroxisteróide desidrogenase e ↓ metabolismo dos glicocorticóides)

↑ Oferta de Na^+ ao néfron distal

Diuréticos: tiazídicos e diuréticos de alça (também ↑ secreção de aldosterona)
Síndrome de Bartter, síndrome de Gitelman

Desvio intracelular de H^+

Hipocalemia (observar que as causas já mencionadas de perda GI/ renal de H^+ também induzem perda de K^+)

Outras

Compensação para acidose respiratória
Ingestão excessiva de álcali (p. ex., ↑↑ administração de bicarbonato de sódio no tratamento de estados acidóticos)
Insuficiência hepática fulminante (falha em sintetizar uréia e neutralizar o bicarbonato derivado do metabolismo dos aminoácidos)

Respiratória

Hiperventilação:
- Fisiológica (ansiedade, dor, febre, gravidez, grandes altitudes)
- Excesso de ventilação mecânica
- Insuficiência respiratória (tipo I): asma, DPOC, pneumonia, edema pulmonar, embolia pulmonar, SDRA, alveolite fibrosante, *shunt* direita → esquerda
- Intoxicação por salicilatos, intoxicação por CO

ALCALOSE (Continuação)

Doença do SNC (AVC, infecção, tumor, trauma)

Outras: insuficiência hepática (aguda, septicemia por gram-negativos)

ALOPECIA

Não-cicatricial

Envelhecimento (padrão de calvície masculino/feminino)

Alopecia areata

Tração, tricotilomania

Eflúvio do telógeno: transitório ↑ no número de fios na fase de repouso do ciclo de crescimento dos cabelos, associado ao estresse (p. ex., cirurgia, doença febril, parto, etc.)

Doenças cutâneas (p. ex., psoríase, eczema)

Drogas (citotóxicos, ciclosporina, CCOs, anticoagulantes, antitireoidianos, vitamina A/retinóides)

Doenças endócrinas (hipopituitarismo, hipo/hipertireoidismo, diabetes melito)

Deficiência nutricional (ferro, zinco, biotina, deficiência calórica)

Congênita

Cicatricial

Trauma/queimaduras

Infecção: infecção piogênica, tuberculoso (lúpus vulgar), sífilis, viral (varicela, herpes simples), fúngica (p. ex., tínea), protozoótica (leishmaniose), lepra

Doença inflamatória: LES, esclerodermia, sarcoidose

Doença da pele: líquen plano, penfigóide cicatricial, necrobiose lipoídica, foliculite descalvante

ALUCINAÇÃO

Psiquiátrica

Esquizofrenia/distúrbio esquizoafetivo

Mania com psicose

Depressão intensa com psicose

Demência

Delírio

Psicose puerperal

Alucinose alcoólica

Orgânica

Vascular cerebral (AVC), infecção, tóxico/metabólica (p. ex., álcool, alucinógenos, como o LSD), psicose induzida por drogas (anfetamina, cocaína)

Doença dos órgãos sensitivos, como isquemia da retina/lesões do nervo óptico

Crises convulsivas

AMENORRÉIA

Não-patológica: gravidez, lactação, menopausa, drogas (p. ex., Depo-Provera)
Hipotálamo: caquexia, anorexia, exercício excessivo, perda de peso, *deficiência de GnRH* (isolada ou como parte da síndrome de Kallmann)
Hipófise: hipopituitarismo, hiperprolactinemia
Ovários: SOPC, insuficiência ovariana prematura, dano aos ovários (infecção, p. ex., caxumba, auto-imune, cirurgia, radioterapia), disgenesia ovariana (p. ex., *síndrome de Turner*)
Útero/vagina: *útero ausente, hímen imperfurado, septo vaginal transverso*
Síndrome de Asherman: cicatriz do revestimento endometrial secundária a infecção e instrumentação, p. ex., D&C
Tireóide: hipo/hipertireoidismo
Supra-renais: tumores da supra-renal, síndrome de Cushing
Obs.: as causas em *itálico* se apresentam somente com amenorréia primária

AMNÉSIA

Aguda/transitória

Na presença de outros déficits cognitivos: estado confusional agudo (*Ver* Delírio)
Trauma (traumatismo craniano)
Amnésia global transitória (pode associar-se com enxaqueca)
Epilepsia do lobo temporal
Enxaqueca
Ataque isquêmico transitório (AIT), tumores (rara)

Crônica/persistente

Na presença de outros déficits cognitivos (*Ver* Demência)
Lesões do lobo temporal medial (bilaterais)
Vascular: oclusão da artéria cerebral posterior (bilateral)
Infecção: encefalite por herpes simples
Inflamação: encefalite límbica (pode ser paraneoplásica), sarcoidose
Tumores: linha média (na região do terceiro ventrículo)
Tóxica/metabólica: deficiência de tiamina (psicose de Korsakoff no alcoolismo, hiperêmese gravídica)

Amilase, ↑

Pancreatite (aguda)
Abdome agudo: úlcera péptica, perfuração, obstrução intestinal, ruptura de gravidez ectópica
Cetoacidose diabética
Insuficiência renal
Distúrbios das glândulas salivares: cálculos, caxumba
Morfina (espasmo do esfíncter de Oddi)
Macroamilasemia: a amilase está em complexo com outra proteína, p. ex., imunoglobulina e seu *clearance* estão reduzidos

ANÁLISE DA URINA

Cor da urina

VERMELHA/CASTANHA

Hematúria
Hemoglobinúria
Mioglobinúria
Beterraba
Porfiria
Fenazopiridina

RARAS

Branca: piúria, cristais de fosfato
Verde: azul de metileno, amitriptilina, propofol
Escura: icterícia obstrutiva, ocronose, malignidade
Laranja: rifampicina

Proteínas

Ver Proteinúria

Sangue

Ver Hematúria

Glicose na urina

Ver Glicosúria

Cetonas

Ver Cetonúria

Leucócito esterase na urina

Infecção do trato urinário
Contaminação vaginal

Nitrito na urina

Infecção do trato urinário
Hematúria macroscópica

Densidade urinária

↑

Desidratação (como na diarréia e vômitos)
Diabetes melito
Insuficiência da supra-renal
Insuficiência cardíaca
Hepatopatia
Contraste radiográfico

↓
Diabetes insípido
Hidratação excessiva
Insuficiência renal

ANCA

p-ANCA

Poliangiíte microscópica
Doença de Churg-Strauss
Também: doença inflamatória intestinal, colangite esclerosante, cirrose biliar, hepatite auto-imune, doenças auto-imunes reumáticas

c-ANCA

Granulomatose de Wegener
Infecções, como a colite amebiana

ANEMIA

Macrocítica

Álcool
Deficiência de folato/B_{12}
Anemia hemolítica
Hipotireoidismo
Hepatopatia
Mielodisplasia

Microcítica

Deficiência de ferro: perda de sangue (GI [p. ex., úlcera péptica, doença maligna], urogenital (p. ex., menorragia, hematúria]), ancilostomose (*Ancylostoma duodenale*)
↓ absorção (gastrectomia, doença do intestino delgado),
↑ demandas (crescimento, gravidez) ↓ ingesta (p. ex., *vegans)*
Talassemia
Anemia sideroblástica: congênita (ligada a X), álcool, drogas (isoniazida, cloranfenicol), chumbo, mielodisplasia
Intoxicação por chumbo
Anemia das doenças crônicas (muitas vezes normocítica, mas pode ser microcítica)

Normocítica

Anemia das doenças crônicas (infecção crônica, doenças inflamatórias/do tecido conjuntivo, doenças malignas)
Anemia hemolítica (também pode causar anemia macrocítica)
Hipotireoidismo (também pode causar anemia macrocítica)
Gravidez
Insuficiência renal
Insuficiência da medula óssea

ANEMIA (Continuação)

Hemolítica

Hereditárias

Hemoglobinopatias: anemia falciforme, talassemia
Defeitos de membrana: esferocitose, eliptocitose
Defeitos metabólicos: deficiência de piruvato quinase, deficiência de glicose-6-fosfato desidrogenase

Adquiridas

Auto-imunes: anticorpos quentes (idiopática, LES, linfoma, drogas, p. ex., metildopa), anticorpos frios (idiopática, infecções, p. ex., por espécies de *Mycoplasma*, VEB, outros vírus, linfoma)
Aloimune: reação a transfusões, doença hemolítica do ácido ribonucléico
Drogas: penicilina, quinidina
Não-imunes: trauma: anemia hemolítica microangiopática (PTT, SHU, CIVD, hipertensão maligna, pré-eclâmpsia), válvulas cardíacas artificiais, hemoglobinúria de março
Infecção: malária, clostrídio
Hemoglobinúria paroxística noturna, secundária a doença hepática e renal

Aplástica

Idiopática
Hereditária: anemia de Fanconi, disceratose congênita
Adquirida: drogas (citotóxicos, cloranfenicol, ouro, metotrexato), substâncias químicas (parathion, benzeno), radiação, infecção viral (parvovírus B19, HIV, hepatite, sarampo), hemoglobinúria paroxística noturna, sepse

ANEMIA LEUCOERITROBLÁSTICA

Infiltração da medula óssea, como em malignidade
Hipoxia
Anemia

ANISOCITOSE

Deficiência de ferro
Talassemia
Anemia megaloblástica

ANISOCORIA

Desigualdade fisiológica
Miose (*Ver* Miose) ou midríase (*Ver* Midríase) unilateral
Prótese ocular

ANOSMIA

Congestão nasal (rinite), pólipos nasais
Neurológica: tumores do assoalho da fossa anterior (p. ex., meningioma), traumatismo craniano, doenças neurodegenerativas
Congênita: síndrome de Kallmann (anosmia e deficiência de GnRH), fenda palatina

ANTÍGENO ESPECÍFICO DA PRÓSTATA (PSA)

Ver Marcadores tumorais

APETITE, ↓

Ver Perda de peso, ↓ apetite

ARACNODACTILIA

Achado normal
Síndrome de Marfan
Homocisteinúria
Síndrome de Ehlers-Danlos

ARTRALGIA

Ver Monoartralgia e Poliartralgia

ARTROPATIA DE JACCOUD

LES
Febre reumática
Carcinoma brônquico
Vasculite urticariana hipocomplementêmica

ASCITE

Exsudato

Doença maligna (abdominal, pélvica, mesotelioma peritoneal)
Infecção: p. ex., tuberculose, piogênica
Pancreatite
Mixedema (hipotireoidismo)
Síndrome de Budd-Chiari (obstrução da veia hepática), trombose da veia porta
Ascite quilosa (obstrução de linfáticos, como em cirurgia, linfoma)

Transudato

Cirrose
Insuficiência cardíaca, pericardite constritiva
Síndrome nefrótica
Raro: síndrome de Meigs (fibroma ovariano, ascite, derrame pleural), hiperestimulação ovariana

ASPARTATO AMINOTRANSFERASE (AST, TGO)

Ver Testes de função hepática

AST

Ver Testes de função hepática

ASTERIXIS

Insuficiência hepática
Retenção de CO_2

ATAXIA

Ataxia cerebelar

Vascular: infarto, hemorragia
Infecção: varicela, abscesso cerebelar, tuberculose, toxoplasmose, cisticercose
Inflamação: esclerose múltipla, vasculite
Trauma
Tumor: hemangioblastoma cerebelar, astrocitoma, metástases, paraneoplásica
Tóxica/metabólica: álcool, fenitoína, mixedema
Congênita: hipoplasia cerebelar, síndrome de Dandy-Walker, malformação de Arnold-Chiari
Degenerativa: atrofia de múltiplos sistemas
Ataxias hereditárias: autossômica recessiva (ataxia de Friedreich, ataxia telangectasia), autossômica dominante (ataxia espinocerebelar)
Doenças de armazenamento, como Niemann-Pick, doença de Tay-Sachs, lipofuscinose ceróide, leucodistrofia metacromática, sialidose e numerosas outras causas genéticas/metabólicas, como a doença de Refsum, a doença de Wilson, etc.

Ataxia sensitiva

Degeneração combinada subaguda da medula (*Ver* Deficiência de vitamina B_{12}), sífilis *(tabes dorsalis)*, mielopatia cervical, pseudotabes diabética

ATRITO PERICÁRDICO

Ver Pericardite

ATROFIA DOS PEQUENOS MÚSCULOS DAS MÃOS

T1

Doença do neurônio motor, compressão da medula espinal, siringomielia, sífilis, poliomielite

Envolvimento radicular

Espondilose cervical, neurofibromas

Envolvimento do plexo braquial

Costela cervical, tumor no ápice pulmonar, trauma

Envolvimento dos nervos periféricos

Artrite reumatóide, paralisia do nervo ulnar/mediano

ATROFIA DOS TESTÍCULOS

Ver Hipogonadismo masculino

AUMENTO DE VOLUME DAS MÃOS

Acromegalia
Amiloidose
Hipotireoidismo
Obesidade
Trabalho manual

AUMENTO DE VOLUME DO RIM

Rim cístico
Carcinoma
Hidronefrose, pionefrose
Hipertrofia (após nefrectomia contralateral)
Hematoma perirrenal
Anomalia congênita

AUMENTO DO VOLUME DA PARÓTIDA

Bilateral

Síndrome de Sjögren
Sarcoidose
Linfoma
Anorexia
Acromegalia
Alcoolismo
Diabéticos, hipertrigliceridemia
Infecção: caxumba, HIV

Unilateral

Tumores, como no tumor misto benigno da parótida, tumor de Warthin
Cálculos
Cistos
Infecção bacteriana

AUSÊNCIA DO REFLEXO À LUZ VERMELHA

Catarata
Edema de córnea (glaucoma agudo de ângulo fechado)
Hemorragia do vítreo
Descolamento da retina

B

BATIMENTO DO ÁPICE

Ondulante (por aumento de pressão)

Estenose aórtica (*Ver* Estenose aórtica)
Hipertensão sistêmica

Empurrão (por aumento de volume)

Insuficiência mitral (*Ver* Insuficiência mitral)
Insuficiência aórtica (*Ver* Insuficiência aórtica)

Percussão

Estenose mitral (*Ver* Estenose mitral)

Batimento do ápice não-palpado

Obesidade, parede torácica muscular
Dextrocardia
DPOC
Pneumotórax do lado esquerdo
Derrame pleural no lado esquerdo
Grande derrame pericárdico

BLASTOS

Leucemia
Mielofibrose

BLOQUEIOS DE RAMOS ESQUERDO E DIREITO

Bloqueio do ramo esquerdo (BRE)

Cardiopatia isquêmica
Miocardiopatia
Hipertrofia do ventrículo esquerdo (estenose aórtica, hipertensão)
Fibrose do sistema de condução

Bloqueio do ramo direito (BRD)

Cardiopatia isquêmica
Miocardiopatia
Embolia pulmonar maciça
Comunicação interatrial, anomalia de Ebstein

BOCA SECA

Drogas: anticolinérgicos, antidepressivos, anti-histamínicos, diuréticos, neurolépticos
Desidratação
Doença sistêmica: síndrome de Sjögren, sarcoidose, amiloidose, HIV, diabetes melito não-controlado
Psicogênica: ansiedade

BÓCIO

Bócio simples (eutireóideo): puberdade, gravidez
Hipertireoidismo: doença de Graves, adenoma tóxico, bócio multinodular tóxico juntamente com nódulo palpável, tireoidite
Hipotireoidismo: doença de Hashimoto
Lítio, drogas antitireóide, deficiência/excesso de iodo, disormogênese
Cisto de tireóide
Carcinoma de tireóide: papilar, folicular, anaplásico, medular, linfoma

BOSSAS FRONTAIS

Acromegalia
Doença de Paget do osso
Raquitismo
Talassemia
Hidrocefalia
Causas mais raras: síndrome de Gorlin, acondroplasia

BRADICARDIA

Sono
Bom condicionamento físico
Crises vasovagais
Drogas: amiodarona, betabloqueador, antagonista dos canais de Ca^{2+} (verapamil), digoxina
IAM (isquemia do nó sinusal), síndrome do nódulo sinusal
Bloqueio atrioventricular
Reflexo de Cushing (↑ pressão intracraniana)
Hipotireoidismo
Hipotermia
Icterícia obstrutiva

BULHAS CARDÍACAS

Primeira (B1)

(↑Intensidade) Hiperfonese

Estenose mitral, mixoma atrial
Taquicardia, circulação hiperdinâmica (febre, exercício)
↓ Intervalo PR (síndromes de pré-excitação)

(↓ Intensidade) Hipofonese

Insuficiência mitral
Insuficiência aórtica
Intervalo PR longo
BRE
Insuficiência cardíaca intensa

Intensidade variável

Fibrilação atrial
Bloqueio AV
Taquicardia nodal ou ventricular

Segunda (B2)

(Intensa) Hiperfonese

Hipertensão sistêmica, taquicardia (↑ a_2)
Hipertensão pulmonar (↑ p_2)

Abafada (Hipofonese)

Estenose aórtica (↓ a_2)
Estenose pulmonar (↓ p_2)

Terceira (B3)

Normal naqueles com menos de 35 anos
Insuficiência ventricular
Insuficiência mitral, insuficiência tricúspide, CIV
Pericardite constritiva, miocardiopatia restritiva

Quarta (B4)

Estenose aórtica
Cardiopatia hipertensiva
Miocardiopatia hipertrófica
Infarto do miocárdio
Estenose pulmonar

Desdobramento de B2

Largo

Atraso na ativação do ventrículo direito

BRD, estimulação do ventrículo esquerdo, pré-excitação do ventrículo esquerdo (síndrome de Wolff-Parkinson-White)

Tempo de ejeção ventricular direita prolongado

Estenose pulmonar, hipertensão pulmonar

BULHAS CARDÍACAS (Continuação)

↓ Tempo de ejeção do ventrículo esquerdo

Insuficiência mitral, CIV

Desdobramento fixo e largo

CIA

Desdobramento invertido

Atraso na ativação do ventrículo esquerdo

BRE, estimulação pelo ventrículo direito, pré-excitação do ventrículo direito

Tempo de ejeção prolongado no ventrículo esquerdo

Estenose aórtica, MCOH, hipertensão, DAP

B2 única

Aparente: obesidade, DPOC, derrame pericárdico
Ausência de a_2: estenose aórtica intensa, insuficiência aórtica intensa
Ausência de p_2: valva pulmonar ausente, atresia pulmonar, estenose pulmonar, tetralogia de Fallot
Fusão de a_2 e p_2: síndrome de Eisenmenger

↓ Bulhas cardíacas

↓ Condução dos sons: obesidade, DPOC, derrame pericárdico

C

CÃIBRAS

Idiopáticas

Pés planos, síndrome da hipermobilidade, posicionamento inadequado dos membros inferiores, posição sentada por tempo prolongado

Depleção de volume/sal extracelular (diuréticos, sudorese excessiva, remoção de líquido durante hemodiálise)

Hipomagnesemia

Hipocalemia

Hipotireoidismo

Drogas: β-agonistas, bloqueadores dos receptores da angiotensina II, cisplatina, vincristina

Isquemia muscular, miopatia, doença neurônio motor

CALAFRIOS

Colangite

Pielonefrite

Pneumonia pneumocócica

Malária

Sepse localizada (abscessos)

CANDIDÍASE

Diabetes melito

Drogas: antibióticos de amplo espectro, imunossupressores, esteróides

Extremos de idade

HIV

Malignidade

Gravidez

Deficiência de ferro (grave)

Candidíase cutaneomucosa crônica

CAQUEXIA

Desnutrição, distúrbios alimentares

Doença maligna

Infecção (p. ex., tuberculose, *Cryptosporidium* na AIDS)

Insuficiência cardíaca congestiva

Doença de Alzheimer

CAROTENEMIA

Ingestão excessiva de: laranja, cenoura, manga

Hipotireoidismo

Lipoproteinemia

CEA

Ver Marcadores tumorais

CEFALÉIA

Causas agudas/subagudas (provavelmente presentes em A&E [tópicos das letras A e E])

Traumatismo craniano
Meningite/encefalite
Hemorragia subaracnóide, hemorragia intracraniana, trombose venosa cerebral
Dissecção da artéria carótida/vertebral
Glaucoma agudo com ângulo fechado
Arterite de células gigantes
Apoplexia da hipófise
Outras causas: ↑↑ PA, drogas (GTN, antagonistas dos canais do cálcio) infecções (bacterianas, virais, etc.) desequilíbrios eletrolíticos (hiponatremia), síndromes de hiperviscosidade (p. ex., policitemia)

Crônica/recorrente

↑ Pressão intracraniana (processos expansivos, como tumor/abscesso, hidrocefalia, hipertensão intracraniana benigna) e ↓ pressão intracraniana (como pós-punção lombar)
Enxaqueca
Neuralgia pré-enxaqueca
Cefaléia tensional, cefaléia de rebote (com a suspensão de analgésicos)
Sinusite
Outras causas: cervicogênica (referida de espondilose cervical), cefaléia hípnica, infiltração meníngea (malignidade, sarcoidose), erros de refração, doença de Paget do osso, síndrome antifosfolípides
Ver também Dor facial

CÉLULAS CRENADAS

Câncer de estômago
Insuficiência renal
Deficiência de piruvato quinase
Pós-transfusão

CÉLULAS EM ALVO

Esplenectomia
Hemoglobinopatias (anemia falciforme, talassemia, doença da hemoglobina C)
Deficiência de ferro
Hepatopatia
Deficiência de lecitina colesterol aciltransferase (LCAT)

CÉLULAS EM LÁGRIMA

Talassemia

Fibrose da medula óssea

CERVICALGIA

Postural, exposição ao frio

Trauma: lesão aguda em flexão-extensão, fratura, luxação

Degenerativa: espondilose cervical, hiperostose esquelética idiopática difusa

Inflamatória: artrite reumatóide, espondiloartropatia, polimialgia reumática

Neurológica: prolapso de disco, meningismo (meningite, hemorragia subaracnóide), dissecção da artéria vertebral/carótida, lesões do plexo braquial (trauma, síndrome do desfiladeiro torácico)

Infecção: osteomielite (tuberculose), discite, infecção sistêmica geral (mialgia cervical)

Malignidade: tumores ósseos primários e secundários, mieloma

Metabólica/endócrina: osteoporose, osteomalacia, doença de Paget do osso, tireoidite, cisto tireóideo hemorrágico

Dor referida: articulação temporomandibular/acromioclavicular, ombro, faringe, coração/vasos, pulmão, diafragma

CETONÚRIA

Diabetes

Caquexia

↑ Necessidades metabólicas: febre, gravidez, tireotoxicose

Doenças de armazenamento de glicogênio

CIANOSE

Central

↓ Transferência oxigênio devido à doença pulmonar: alveolite fibrosante, pneumonia grave, DPOC, embolia pulmonar maciça

Shunt D → E (cardiopatia congênita cianótica)

Metemoglobinemia, sulfemoglobinemia

Aguda: asma, pneumotórax, inalação de corpo estranho, insuficiência do ventrículo esquerdo

Periférica

Todas as causas da cianose central

Exposição ao frio

Fenômeno de Raynaud

Oclusão arterial

↓ Débito cardíaco, p. ex., choque, insuficiência do ventrículo esquerdo

COAGULAÇÃO INTRAVASCULAR DISSEMINADA

Infecção: sepse por gram-negativos
Complicações obstétricas: feto morto retido, pré-eclâmpsia, descolamento de placenta, embolia de líquido amniótico
Malignidade: (LMA: M^3; adenocarcinoma)
Trauma grave
Cirurgia
Reação transfusional hemolítica
Queimaduras, picadas de cobras, enxertos

COMPLEXOS QRS

Desvio de eixo: *Ver* Desvio de eixo
Bloqueio de ramo: *Ver* Bloqueios de ramo
Complexos QRS com baixa voltagem
- Padronização incorreta
- Obesidade
- DPOC
- Derrame pericárdico
- Mixedema

Complexos QRS largos
- Extra-sístoles ventriculares, taquicardia ventricular, bloqueio AV completo
- Bloqueios de ramo: Esquerdo e Direito
- Hemibloqueio anterior esquerdo

Ondas R dominantes em V_1: *Ver* Onda R

COMPROMETIMENTO DA GUSTAÇÃO

Ver em Disgeusia

CONDROCALCINOSE/PSEUDOGOTA

Osteoartrite
Excesso de íons divalentes: cobre (doença de Wilson), ferro (hemocromatose), cálcio (hiperparatireoidismo)
Acromegalia
Ocronose (alcaptonúria)
Hipomagnesemia
Hipofosfatemia

CONSCIÊNCIA, ↓

Hipoglicemia
Hipoxia: parada cardíaca, choque (hipovolêmico, séptico), insuficiência respiratória
Vascular: hemorragia intracraniana/infarto
Infecção: meningite, encefalite
Inflamação (desmielinização)
Trauma (traumatismo craniano)
Tumor (↑ hipertensão intracraniana)

Tóxica: drogas, como os opiáceos, álcool, ansiolíticos, antidepressivos
Metabólica: insuficiência hepática, insuficiência renal, desequilíbrios eletrólitos (Na^+, K^+, Ca^{2+}, Mg^{2+}), endocrinopatias, como o coma por mixedema, deficiências vitamínicas (p. ex., tiamina, B_{12}), hipotermia
Epilepsia
Ver também Apagamentos

CONSTIPAÇÃO

Dieta: pobre em fibras, ingesta inadequada de líquido
Drogas: opiáceos, anticolinérgicos (tricíclicos, fenotiazínicos), ferro
Imobilidade
Idade avançada
Cirúrgica/gastrointestinal:
  Fissura anorretal (fissura, estenose, prolapso retal)
  Obstrução intestinal (estenoses, como em DII, tumores, diverticulose, massa pélvica, p. ex., fibróides)
  Síndrome do cólon irritável
  Pós-operatória
Endócrina: hipotireoidismo, hipercalcemia, hipocalemia, porfiria, intoxicação por chumbo
Neurológica/neuromuscular: neuropatia autônoma, lesão de nervo espinhal/pélvico, esclerodermia, doença de Hirschsprung, doença de Chagas

CONTAGEM DE LEUCÓCITOS

Neutrófilos

↑
Infecção (bacteriana)
Inflamação/doenças do tecido conjuntivo/vasculite
Dano tecidual: trauma/cirurgia, queimaduras, IM
Hemorragia/hemólise (aguda)
Doença mieloproliferativa: policitemia, leucemia mielóide crônica
Medicação: esteróides
Malignidade: particularmente tumores sólidos disseminados e tumores necróticos
↓
Como parte de uma pancitopenia (*Ver* Pancitopenia)
Infecção: viral (hepatite, HIV, influenza), tifóide, tuberculose, brucelose, leishmaniose visceral
Drogas: sulfasalazina, sulfamidas, carbimazol, clozapina
Imune: neutropenia auto-imune, LES, síndrome de Felty
Racial benigna: negros africanos
Congênita: síndrome de Kostmann

Eosinófilos

↑
Doenças alérgicas/atópicas (asma, urticária, eczema, rinite alérgica, alergia alimentar)

CONTAGEM DE LEUCÓCITOS (Continuação)

Sensibilidade medicamentosa (penicilina, sulfonamidas)
Infecções parasitárias (amebíase, ascaridíase, *Ancylostoma duodenale*, esquistossomose, *Strongyloides stercoralis*, triquinose, teníase, *Toxocara* sp.)
Recuperação de uma infecção aguda
Doenças da pele: psoríase, pênfigo, dermatite herpetiforme, escabiose
Eosinofilia pulmonar (Infecção helmíntica, alergia broncopulmonar aspergilosa, síndrome de Churg–Strauss, pneumonia eosinofílica, síndrome hipereosinofílica)
Poliarterite nodosa
Doença de Addison
Doença de Hodgkin e alguns outros tumores, leucemia eosinofílica

Linfócitos

↑

Infecções, como as virais, toxoplasmose, tuberculose, brucelose, coqueluche
Leucemia linfocítica crônica, leucemia prolinfocítica, leucemia linfoblástica aguda, tricoleucemia
Linfoma não-Hodgkin
Tireotoxicose

↓

Pancitopenia (infiltração da medula óssea, quimioterapia/radioterapia)
Infecção: AIDS, doença dos legionários
Esteróides
LES
Uremia

Monócitos

↑

Infecção: tuberculose, brucelose, endocardite bacteriana subaguda, sífilis, tifóide, viral, como pelo VEB, protozoários
Malignidade: leucemia mielomonocítica crônica, LMA (M4, M5), doença de Hodgkin
Fase de recuperação de neutropenia

Basófilos

↑

Infecções virais
Distúrbios mieloproliferativos: policitemia rubra vera, leucemia mielóide crônica
Mixedema
Colite ulcerativa
Urticária
Urticária pigmentar/mastocitose

CONTRATURA DE DUPUYTREN

Familial
↑ Freqüência entre alcoólicos e diabéticos

CORÉIA

Doença de Huntington
Doença de Wilson
Contracepção oral
Gravidez
Policitemia
LES
Coréia de Sydenham
Hipertireoidismo
Hipoparatireoidismo

COROIDORRETINITE

Toxoplasmose
CMV (congênito)
Rubéola (congênita)
Sarcoidose
Diabetes melito

CORPOS DE HEINZ (HB DESNATURADA)

Deficiência de G6PD
Anemias hemolíticas
Esplenectomia

CORPOS DE HOWELL-JOLLY

Pós-esplenectomia
Hipoesplenismo: doença de células falciformes, doença celíaca/dermatite herpetiforme, colite ulcerativa, espru tropical, amiloidose, trombocitopenia essencial
Deficiência de ferro
Anemia megaloblástica
Leucemia

CORPOS DE PAPPENHEIMER

Anemia sideroblástica
Anemia hemolítica
Pós-esplenectomia

CORRIMENTO NASAL

Rinite alérgica: sazonal/perene
Rinite vasomotora
Infecção: viral (aguda/crônica), sinusite
    Raramente: tuberculose, fúngica, sífilis, AIDS
Inflamação: pólipos (fibrose cística), granulomatose de Wegener, sarcoidose, granuloma da linha média
Trauma: corpo estranho, fratura da fossa anterior (vazamento de LCR)
Tumores (rinofaríngeos, seio maxilar)

CORRIMENTO VAGINAL

Fisiológico: perto da ovulação, gravidez, CCOs
Infecção
  Candidíase
  Vaginose bacteriana
  Tricomoníase
  Clamídia
  Gonorréia
  Herpes genital
Malignidade (cervical/endometrial)
Corpo estranho (tampões retidos, *swabs*)
Outras causas: ectrópio, vaginite atrófica

CORTISOL, ↑

Estresse, doença aguda/crônica
Alcoolismo
Síndrome de Cushing (adenoma da hipófise, adenoma/carcinoma da supra-renal, ACTH ectópico, p. ex., carcinóides brônquicos, CRH ectópico)
Depressão
Glicocorticóides exógenos
↑ Globulina ligada ao cortisol (CBG): estrogênio, gravidez

CPK, ↑

Infarto do **m**iocárdio, miocardite
Lesão **m**uscular: cirurgia, trauma, queimaduras, injeções IM, rabdomiólise, exercício vigoroso, crises convulsivas, hematoma, isquemia do intestino, dermatomiosite/polimiosite, desfibrilação
Medicações: estatinas, azathioprina, álcool
Mixedema
Distrofia **m**uscular

CREATINA FOSFOQUINASE

Ver CPK

CREATININA, CONCENTRAÇÃO PLASMÁTICA

↑
↓ TFG (insuficiência renal), massa muscular aumentada, lesão muscular aguda (rabdomiólise)
Aumento transitório/mínimo: depois de exercício, refeição rica em carne
↓ Secreção tubular: trimetoprim, cimetidina
↓
↑ TFG (gravidez)
Massa muscular diminuída

CREPITAÇÕES

Ver Estertores

CRIOGLOBULINEMIA

Tipo I: Mieloma múltiplo, macroglobulinemia de Waldenström
Tipo II: Infecção crônica por HCV, VEB, HBV
Tipo III: Distúrbios inflamatórios/auto-imunes (como o LES, vasculite leucocitoclástica), malignidades linfoproliferativas, HCV

CRISES CONVULSIVAS

Adultos

Vasculares: infarto, hemorragia, trombose venosa cortical, malformação vascular
Trauma: traumatismo craniano
Tumores
Tóxicas: álcool, drogas, chumbo, monóxido de carbono
Metabólicas: hipoxia, hipoglicemia, desequilíbrios eletrolíticos (↑ ou ↓ Na^+, K^+, Ca^{2+}, Mg^{2+}), insuficiência renal/hepática, distúrbios endócrinos (hipopituitarismo, mixedema, hipo/hiperparatireoidismo, doença de Addison, insulinoma), deficiência vitamínica
Infecção: meningite, encefalite, abscesso, tuberculose, cisticercose, HIV
Inflamação: EM, vasculite, LES, sarcoidose
Distúrbios degenerativos: doença de Alzheimer, doença dos príons
PA muito elevada

Crianças

Anomalia congênita
Esclerose tuberosa
Doenças de armazenamento metabólico

D

DACTILITE

Artrite psoriática
Artrite gonocócica
Falciforme (infarto da medula óssea)
Sarcóide (cistos ósseos)

DEDOS EM BAQUETA DE TAMBOR

Congênitos

Adquiridos

Cardiovascular
Cardiopatia cianótica congênita
Endocardite infecciosa
Mixoma atrial

Respiratórias

Câncer: brônquico, mesotelioma
Fibrose (alveolite fibrosante criptogênica)
Doença pulmonar supurativa (abscesso, bronquiectasia, empiema)
Pneumonia organizada criptogênica (rara)

Gastrointestinais

Cirrose
Doença inflamatória intestinal
Linfoma GI, malformação, como na doença celíaca
Outros: acropatia tireóidea (tireotoxicose), dedos em baqueta de tambor unilateralmente: aneurisma da artéria axilar, malformações AV braquiais

DEFEITO PUPILAR AFERENTE RELATIVO (RAPD)

Neurite óptica
Compressão do nervo óptico
Oclusão da artéria central da retina
Descolamento da retina
Glaucoma (unilateral)

DEFICIÊNCIA DE B_{12}

↓ Absorção

↓ Fator intrínseco (anemia perniciosa, gastrectomia)
Cirurgia/doença do íleo terminal (doença celíaca, doença de Crohn, tuberculose, hipercrescimento bacteriano, linfoma, espru tropical, platelminto do peixe)
Má absorção induzida por drogas, como a metformina

Outra ↓ ingesta (vegans)

Deficiência de transcobalamina (congênita), óxido nítrico (inativa B_{12})

DEFICIÊNCIA DE COMPLEMENTO

Congênita, como na da C1 esterase (inibidor de C1) (C3 normal, C4 ↓)

Adquirida

↓ C3 e C4:
- LES, crioglobulinemia mista
- Endocardite bacteriana subaguda
- Doença do soro
- ↑ perda/↓ síntese: desnutrição, síndrome nefrótica, queimaduras, insuficiência hepática

↓ C3
- Glomerulonefrite mesangiocapilar, lipodistrofia parcial
- Choque por gram-negativo (endotóxico)

↑ C3 e/ou C4
- Resposta da fase aguda

DEFICIÊNCIA DE FERRO

Ver Anemia microcítica

DEFICIÊNCIA DE FOLATO

↑ Demanda: gravidez/lactação, malignidade, inflamação crônica, anemia hemolítica crônica, hemodiálise
↓ Absorção: doença do jejuno, como a doença celíaca, espru tropical, doença de Whipple, ressecção do intestino delgado
↓ Ingesta: alcoólicos, idosos, anorexia
Drogas: fenitoína, trimetoprima, sulfasalazina

DELÍRIO (ESTADO CONFUSIONAL AGUDO)

Hipoxia (insuficiência respiratória/cardíaca)
Hipoglicemia
Tóxico: álcool (abstinência, encefalopatia de Wernicke)
Drogas: opiáceos, anticolinérgicos, ansiolíticos, anticonvulsivantes, corticosteróides, digoxina, agonistas dopaminérgicos, drogas ilícitas
Metabólico: insuficiência hepática, insuficiência renal, desequilíbrios eletrolíticos (hiponatremia, hipercalcemia), endocrinopatias, deficiências nutricionais (B_{12}, ácido nicotínico, tiamina)
Vascular: hemorragia intracraniana, infarto, trombose de seio venoso
Infecção: *Intracraniana* (meningite, encefalite, abscesso, malária cerebral, neurocisticercose). *Extracraniana*: infecção torácica, infecção urinária (especialmente idosos), feridas cirúrgicas, acessos IV
Inflamação: vasculite
Trauma: traumatismo craniano, hematoma subdural

DELÍRIO (ESTADO CONFUSIONAL AGUDO) (CONTINUAÇÃO)

Tumor: processos expansivos
Encefalopatia hipertensiva
Epilepsia: estado de mal epiléptico, estados pós-ictais

DEMÊNCIA

Doença de Alzheimer
Vascular: infartos múltiplos
Infecção: HIV, sífilis, doença de Whipple
Inflamação: vasculite, LES, sarcóide, esclerose múltipla
Trauma: traumatismo craniano, hemorragia subdural
Tumor: tumores frontais, fossa posterior (causando hidrocefalia), metástases cerebrais, paraneoplásica
Tóxico: álcool, chumbo, barbitúricos
Metabólica: mixedema, deficiência de vitamina B_{12}, hipoglicemia (repetida)
Hereditária: doença de Wilson, coréia de Huntington, algumas ataxias cerebelares
Degenerativa: doença de Parkinson e outras síndromes acinético-rígidas, doença de Pick, doença dos príons, demência dos corpos de Lewy

DEPRESSÕES UNGUEAIS

Psoríase
Alopecia areata
Eczema
Líquen plano
Trauma

DERRAME PERICÁRDICO

Ver Pericardite

DERRAME PLEURAL

Exsudato

Infecção: tuberculose, pneumonia bacteriana
Inflamação/doença do tecido conjuntivo, como o LES, sarcoidose
Malignidade: carcinoma brônquico, mesotelioma
Infarto pulmonar
Pós-IM
Pancreatite (aguda)

Transudato

Insuficiência cardíaca
Hipoproteinemia
Hipotireoidismo
Pericardite constritiva
Síndrome de Meigs

DESIDRATAÇÃO

↓ Ingesta de líquido: doença grave, anorexia, desnutrição
Febre alta/excesso de sudorese
Perda GI: diarréia, vômitos
Poliúria (diabetes melito, diabetes insípido, hipercalcemia)

DESIDROGENASE LÁTICA

Infarto do miocárdio
Hemólise
Lesão dos hepatócitos
Embolia pulmonar
Necrose tumoral

DESVIO DA TRAQUÉIA

Colapso
Pneumotórax hipertensivo
Grande derrame pleural

DESVIO DO EIXO

Desvio do eixo para a esquerda (DEE)

Hemibloqueio anterior esquerdo
IM (parede inferior)
Síndrome de Wolff-Parkinson-White (alguns tipos)
Taquicardia ventricular (foco no ventrículo esquerdo)
Obesidade, gravidez, defeitos cardíacos congênitos (defeitos do coxim endocárdico)

Desvio do eixo para a direita (DED)

Hipertrofia do ventrículo direito (secundária a DPOC), embolia pulmonar
IM (ântero-lateral)
Wolff-Parkinson-White (via acessória no lado esquerdo)
Dextrocardia
Hemibloqueio posterior esquerdo (raro)

DIARRÉIA COM SANGUE

Ver Diarréia

DIARRÉIA

Infecção: **Viral** (rotavírus, astrovírus, adenovírus, vírus com pequena estrutura redonda), *Campylobacter, Salmonella, Shigella, E. coli, Yersinia enterocolitica, Staphylococcus aureus, Bacillus cereus, Clostridium botulinum, Clostridium perfringens, Clostridium difficile, Vibrio cholerae, Vibrio parahaemolyticus*; **Parasitas** (*Cryptosporidia, Giardia, Entamoeba histolytica*), **AIDS** (enteropatia da AIDS, *Cryptosporidia, Microsporidia*, CMV)

DIARRÉIA (CONTINUAÇÃO)

Doença inflamatória intestinal
Má absorção: doença/ressecção do intestino delgado
Medicação: laxativos, antibióticos
Diarréia por fluxo aumentado: secundária à constipação
Endócrina: tireotoxicose, diabetes melito (neuropatia autônoma), VIPomas (síndrome de Verner-Morrison)

Diarréia com sangue

Colite infecciosa: *Campylobacter, E. coli* hemorrágica, *Entamoeba histolytica, Salmonella, Shigella* (CMV nos imunocomprometidos)
Doença inflamatória intestinal
Colite isquêmica
Diverticulite
Malignidade

DIPLOPIA

Monocular

Origina-se da córnea ou do cristalino, como na catarata

Binocular

Paralisias de nervos cranianos (III, IV, VI), *Ver* Lesões dos nervos cranianos
Coordenação defeituosa entre os nervos: oftalmoplegia internuclear
Doença dos músculos extra-oculares (doença ocular distireóidea, miastenia *gravis,* miopatia ocular, miosite ocular)
Fratura da órbita

DISARTRIA

Doença cerebelar: fala indistinta e escandida
Paralisia bulbar: fala nasal
Paralisia pseudobulbar: lenta, indistinta, forçada (fala espástica)
Doença extrapiramidal: sem vigor, monótona

DISCO ÓPTICO

Atrofia

Neurite óptica (EM)
↓ Hipertensão intracraniana: secundária a papiledema de longa duração (como nos tumores)
Tóxica/metabólica/drogas: tabaco, álcool, deficiência de vitamina B_{12}, diabetes, etambutol
Infecção/infiltração: propagação a partir das regiões sinusais, sífilis, sarcóide
Compressão: intra-orbitária (tumores do nervo óptico), tumor da hipófise ou do seio esfenoidal, aneurisma da carótida
Neuropatia óptica isquêmica anterior
Trauma: fratura da órbita, trauma indireto

Doença da retina: **r**etinite pigmentosa, degeneração da mácula
Oclusão da artéria da retina
↑ **P**ressão intra-ocular olho (glaucoma)
Hereditária: atrofia óptica de Leber, ataxias hereditárias, como a de Friedreich, DIDMOAD*
***Di**abetes **i**nsípido, **d**iabetes **me**lito, atrofia óptica (**o**ptic **a**trophy), surdez (**d**eafness)

Borrado

Papiledema:
↑ Hipertensão intracraniana: Hemorragia (extradural, subdural, subaracnóide, intracerebral), traumatismo craniano. Meningite/encefalite, tumores, abscessos, hipertensão intracraniana benigna, hidrocefalia, edema cerebral
Hipertensão maligna
Trombose da veia da retina, trombose de seio venoso
Hipercapnia
Hipoparatireoidismo
Hipervitaminose A
Intoxicação por chumbo
Papilite (desmielinização)

DISDIADOCOCINESIA

Ver Sinais cerebelares

DISFAGIA

Intraluminal

Corpo estranho

Intramural

Acalasia
Estreitamento **b**enigno: membranas ou anéis esofágicos
Câncer (esofágico, gástrico, faríngeo)
Espasmo esofágico **d**ifuso
Esofagite: infecção, p. ex., candidíase, HSV, CMV, HIV ou inflamação, p. ex., DRGE, corrosivos, radioterapia
Outros: esclerodermia, doença de Chagas

Extramural

Câncer de pulmão
Linfadenopatia
Bócio retrosternal
Bolsa faríngea
Hérnia de hiato paraesofágica
Aneurisma de aorta
Artéria subclávia aberrante (disfagia *lusoria*)
Aumento de volume atrial (esquerdo)

DISFAGIA (Continuação)

Neuromuscular

AVC
Guillain-Barré
Paralisias bulbar e pseudobulbar
Miastenia *gravis*
Miosite inflamatória
Doença do neurônio motor
Siringobulbia

DISFASIA

Disfasia de Broca (de expressão): lesões (p. ex., AVC, tumor, trauma) afetando o lobo frontal ínfero-lateral (dominante)
Disfasia de Wernicke (de recepção): lesões (p. ex., AVC, tumor, trauma) afetando o lobo temporal superior posterior (dominante)
Disfasia de condução

DISGEUSIA

Obstrução nasal crônica
Idade avançada
Paralisia do nervo facial
Drogas/toxinas: metronidazol, inibidores da ECA, drogas antitireóide, lítio, claritromicina, metais pesados (intoxicação pelo chumbo)
Procedimentos odontológicos
Raros:
Malignidade, transplante da medula óssea, GI (DRGE, síndrome do cólon irritável, cirrose)
Nutricional: deficiência de Zn/B_{12}
Hemodiálise
HIV
Hipotireoidismo
Depressão
Ver também Ageusia

DISMENORRÉIA

Primária

Não se encontra causa orgânica

Secundária

Fibróides
Adenomiose
Endometriose
Doença inflamatória pélvica
Tumores ovarianos

DISPAREUNIA

Superficial

Vulva: infecção, doença dermatológica, displasias
Vagina: infecção, vaginite atrófica (pós-menopausa), ressecamento (síndrome de Sjögren, esclerodermia), pós-parto, episiotomia, cirurgia
Psicológica

Profunda

Endometriose
Infecção pélvica (crônica)
Massa pélvica
Síndrome do cólon irritável

DISPEPSIA

Esôfago: refluxo gastroesofágico, esofagite
Estômago/duodeno: úlcera péptica, hérnia de hiato, gastrite, duodenite, câncer gástrico
Vesícula: colecistite crônica
Dispepsia sem úlcera

DISPNÉIA

Aguda (minutos)

Embolia pulmonar
Pneumotórax
Corpo estranho
Anafilaxia
Ansiedade

Subaguda (horas)

Insuficiência do ventrículo esquerdo (edema pulmonar)
Asma
DPOC
Infecção (bacteriana, viral, fúngica, tuberculose)
Acidose metabólica

Crônica (dias-semanas)

Anemia
Embolia pulmonar recorrente
Doença cardíaca (insuficiência cardíaca, arritmias, valvulopatia cardíaca)
Asma
DPOC
Infecção, bronquiectasia
Câncer pulmonar
Fibrose pulmonar (criptogênica, doenças do tecido conjuntivo, drogas, doença pulmonar ambiental/profissional)
Hipertensão pulmonar

DISPNÉIA (Continuação)

Síndrome hepatorrenal
Hidrotórax cirrótica
Distúrbios neuromusculares, deformidades da parede torácica

DISTENSÃO ABDOMINAL

Gordura (obesidade)
Líquido (ascite, líquido no intestino obstruído)
Flatos (obstrução intestinal*)
Fezes
Feto
Organomegalia gigante (p. ex., cistadenoma ovariano, linfoma)
*Intestino delgado: aderências, hérnias, intussuscepção, doença de Crohn, íleo paralítico de causa vesicular, corpo estranho, tumor, tuberculose. Intestino grosso: câncer, vólvulo, diverticulite, fezes

DISTONIA

Idiopática
Drogas: antipsicóticos (fenotiazínicos, clorpromazina, haloperidol), antieméticos (metoclopramida), anticonvulsivantes
Ligada a X, como na síndrome de Lesch-Nyhan
Autossômica dominante, como nas degenerações espinocerebelares, doença de Huntington
Autossômica recessiva, como na doença de Wilson
Doença mitocondrial

DISTRIBUIÇÃO DO TRANSTORNO SENSITIVO

Perda hemissensorial (membro superior, tronco, membro inferior) + perda sensitiva facial ipsilateral: lesão talâmica contralateral
Perda hemissensorial + facial contralateral: tronco cerebral contralateral (ipsilateral à perda sensorial na face)
Membros inferiores e tronco bilateralmente (abaixo de um nível sensitivo em dermátomo):
- ↓ *Sensibilidade dolorosa/térmica:* tratos espinotalâmicos bilateralmente
- ↓ *Sensibilidade proprioceptiva/vibratória:* colunas dorsais bilateralmente

Perda hemissensorial (membro inferior e tronco abaixo do nível sensitivo em dermátomo):
- ↓ *Sensibilidade dolorosa/térmica:* tratos espinotalâmicos contralaterais
- ↓ *Sensibilidade proprioceptiva/vibratória:* colunas dorsais ipsilaterais

Membro superiores e tronco ("perda sensitiva suspensa" para sensibilidade dolorosa e térmica):
- Medula espinal central (como na siringomielia)

Luvas e bota:
- Neuropatia periférica
- Mielopatia cervical

Dermátomos
Nervo periférico

DISÚRIA

Infecção do trato urinário: cistite, uretrite, pielonefrite aguda (causa incomum de disúria)
Uretrite: por clamídia, gonocócica, outras: *Trichomonas vaginalis, Candida albicans,* herpes simples
Vaginite: *Candida albicans, Trichomonas vaginalis,* vaginose bacteriana
Prostatite
Cistite intersticial
Síndrome uretral feminina

DOR ABDOMINAL

Epigástrica

Úlcera péptica
Pancreatite
Esofagite de refluxo
Gastrite aguda
Doença maligna: gástrica, pancreática
Dor em áreas adjacentes: *Ver* HCD, dor abdominal central, patologia cardíaca/pulmonar/pleural, p. ex., IM, pericardite, pneumonia
Distúrbios funcionais: dispepsia sem úlcera, síndrome do cólon irritável

Hipocôndrio direito (HCD)

Colecistopatia: colecistite (geralmente relacionada a cálculos biliares, ocasionalmente pode ser acalculosa), dor biliar, colangite
Patologia hepática: hepatite, hepatomegalia (congestiva, p. ex., na insuficiência cardíaca congestiva, síndrome de Budd-Chiari), tumores hepáticos, abscesso hepático/subfrênico
Dor em áreas adjacentes: *Ver* Epigástrica (p. ex., pancreatite, úlcera péptica), FID, dor na região dos flancos, patologia pulmonar/pleural, p. ex., pneumonia, infarto pulmonar
Apendicite, p. ex., em mulher gestante
Câncer de cólon (flexura hepática)
Herpes zoster

Fossa ilíaca direita (FID)

Gastrointestinal: apendicite, adenite mesentérica (Yersinia em crianças), divertículo de Meckel (em crianças) doença inflamatória intestinal, câncer de cólon, constipação, síndrome do cólon irritável
Sistema reprodutor: *Feminino*: Dor do meio ou *mittelschmerz* (ovulação), torção/ruptura/hemorragia de cisto ovariano, gravidez ectópica, salpingite/doença inflamatória pélvica, endometriose. *Masculino*: vesiculite seminal, câncer em testículo que não desceu
Renal: ITU, cólica ureteral (cálculos renais)
Dor em áreas adjacentes: *Ver* HCD, suprapúbica, abdominal central, dor na região inguinal, patologia de quadril, abscesso do psoas, hematoma da bainha do reto, pneumonia lobar no lado direito

DOR ABDOMINAL (CONTINUAÇÃO)

Suprapúbica

Retenção urinária
Cistite
Dor em áreas adjacentes: *Ver* FID, FIE

Fossa ilíaca esquerda (FIE)

Gastrointestinal: divertículo, doença inflamatória intestinal, câncer de cólon, constipação, síndrome do cólon irritável
Sistema reprodutor: *Ver* FID
Dor renal: *Ver* FID
Dor em áreas adjacentes: *Ver* HCE, suprapúbica, abdominal central, patologia no quadril, abscesso no psoas, hematoma da bainha do reto, pneumonia lobar no lado esquerdo

Hipocôndrio esquerdo (HCE)

Ruptura esplênica, infarto esplênico (p. ex., doença falciforme), esplenomegalia
Abscesso subfrênico
Dor em áreas adjacentes: *Ver* epigástrica (p. ex., pancreatite, úlcera péptica), FIE, dor na região dos flancos, patologia cardíaca/pulmonar/pleura, p. ex., IM, pericardite, pneumonia, empiema, infarto pulmonar
Câncer de cólon
Herpes zoster

Central abdominal (periumbilical)

Gastrointestinal: obstrução intestinal, apendicite em início, gastrenterite
Vascular: aneurisma da aorta abdominal (dissecante, roto), isquemia mesentérica (trombose, embolia, vasculite, p. ex., poliarterite nodosa)
Causas clínicas, p. ex., cetoacidose diabética, uremia
Dor em áreas adjacentes, p. ex., epigástrica, fossas ilíacas

Dor nos flancos

Infecção: ITU (pielonefrite), abscesso perinéfrico/pionefrose
Obstrução, p. ex., cálculos renais (*Ver* Obstrução do trato urinário)
Carcinoma renal
Trombose da veia renal
Nefropatia policística
Dor na coluna vertebral

Dor na região inguinal

Cálculos renais (dor que se irradia do flanco para a região inguinal)
Dor testicular, p. ex., torção, epidídimo-orquite (dor que se irradia do escroto para a região inguinal)
Hérnia (inguinal)
Patologia do quadril
Fraturas pélvicas

Dor abdominal difusa

Gastrenterite
Peritonite
Obstrução intestinal
Doença inflamatória intestinal
Isquemia mesentérica
Causas clínicas (ver adiante)
Síndrome do cólon irritável

Causas clínicas

SCV/Respiratório: IM, pneumonia, doença de Bornholm (infecção pelo vírus Coxsackie B, rara)
Metabólicas: cetoacidose diabética, crise addisoniana, hipercalcemia, uremia, porfiria, feocromocitoma, intoxicação por chumbo
Neurológicas: Herpes zoster, *tabes dorsalis*
Hematológicas: crise falsêmica, hemorragia retroperitoneal (p. ex., anticoagulantes), linfadenopatia
Inflamatórias: vasculite (p. ex., púrpura de Henoch-Schönlein, poliarterite nodosa), febre familial do Mediterrâneo
Infecções: parasitas intestinais, tuberculose, malária, febre tifóide
Síndrome do cólon irritável

DOR ANORRETAL

Fissura anal
Hemorróidas (estranguladas, trombosadas)
Abscesso perianal
Hematoma perianal
Proctalgia fugaz
Malignidade
Trauma
Úlcera retal solitária

DOR DO MEMBRO SUPERIOR

Trauma, lesão por esforço
Artrite (*Ver* Monoartralgia)
Neurológica: compressão da medula espinal cervical (prolapso de disco, espondilose cervical, tumores)
Envolvimento do plexo braquial: câncer do ápice pulmonar, costela cervical
Neuropatias periféricas
Síndrome do túnel do carpo
Vascular: estenose da artéria subclávia, trombose arterial/venosa, embolia
Osso: tumores (primários, secundários: pulmão, mama, próstata, rim, tireóide)
Dor cardíaca referida
Ver também Dor no ombro

DOR E EDEMA DA PANTURRILHA

Trombose venosa profunda
Celulite, fasciíte necrosante
Ruptura de cisto de Baker
Trauma, síndrome de compartimento
Ruptura de aneurisma poplíteo
Ruptura do gastrocnêmio

DOR E EDEMA DO JOELHO

Ver Monoartralgia

DOR E EDEMA DOS TESTÍCULOS

Torção testicular
Epidídimo-orquite
Tuberculose, sarcóide
Leucemia
Poliarterite nodosa, Henoch-Schönlein
Trombose da veia renal

DOR FACIAL

Neurológica

Arterite de células gigantes
Neuralgia do trigêmeo
Neuralgia do glossofaríngeo
Neuralgia pós-enxaqueca e enxaqueca
Neuralgia pós-herpética

Causas locais

Pós-traumática
Sinusite
Doença orbitária e ocular, neurite óptica, doença retro-orbitária (p. ex., aneurisma da artéria comunicante posterior)
Doença dentária/oral
Disfunção da articulação temporomandibular
Doença otológica e da parótida
Tumores rinofaríngeos
Dor cardíaca referida
Dor facial atípica

DOR NA CINTURA PÉLVICA

Doença degenerativa de disco (com invasão facetária ou prolapso nuclear)
Osteoartrite do quadril
Sacroileíte
Bursite trocantérica
Meralgia parestésica

DOR NA MÃO

Ver Dor nos dedos

DOR NA REGIÃO DORSAL

Trauma/fraturas, atividade extenuante

Pacientes mais jovens (≤ 40 anos)

Prolapso de disco, espondilite anquilosante, espondilolistese

Pacientes mais jovens (≥ 40 anos)

Osteoartrite, estenose espinal e claudicação espinal, osteoporose, doença de Paget do osso, herpes zoster

Causas graves

Infecção (tuberculose, osteomielite bacteriana)
Doença maligna (metástase, mieloma múltiplo)
Compressão medular

Vascular/GI/pélvica

Aneurisma da aorta, úlcera péptica, câncer pancreático, doença renal, câncer retal, tumores uterinos, doença inflamatória pélvica, endometriose, cisto de ovário

DOR NA REGIÃO INGUINAL

Ver Dor abdominal

DOR NO OMBRO

Lesões por uso excessivo, subluxação, fratura
Capsulite adesiva (ombro gelado)
Tendinite do "manguito rotador"
Bursite subacromial
Laceração do "manguito rotador"
Tendinite bicipital
Artrite (séptica, osteoartrite, artrite reumatóide, gota/pseudogota)
Tendinite calcificada aguda
Necrose avascular
Dor referida:

- Isquemia do miocárdio (dor no ombro esquerdo)
- Herniação de disco cervical/estenose espinal, encarceramento de nervo (torácico longo ou supra-escapular)
- Irritação diafragmática (como no abscesso subfrênico), distensão da cápsula hepática, tumor/infecção/abscesso no pulmão

DOR NO PÉ

Deformidades (p. ex., pé plano), esforço físico (muscular, esforço ligamentar)
Pele: celulite, verrugas, calosidades
Osso: fratura (fratura do calcâneo, fratura dos metatarsianos), osteomielite, osteocondrite, como na cabeça do metatarsiano (doença de Freiberg) e navicular (doença de Köhler), tumores
Articulações: artrite séptica, gota, artrite reumatóide, osteoartrite (*ver* Monoartralgia e Poliartralgia)
Periarticular: fasciíte plantar, tendinite (p. ex., tendão do calcâneo, tendão fibular, tibial posterior), bursite (p. ex., retro e infracalcânea, interMTF)
Vascular: isquemia, úlceras (*ver* Gangrena digital)
Neurológica: dor na raiz L4/L5/S1, metatarsalgia de Morton (neuroma do nervo plantar), síndrome do túnel do tarso

DOR NOS DEDOS

Trauma: fratura, hematoma subungueal
Artrite: como na artrite reumatóide, gota
Infecção: paroníquia, infecção da bainha dos tendões, infecção do espaço da polpa
Isquemia: vasospasmo (fenômeno de Raynaud), vasculite, doença vascular periférica, embolia
Síndrome do túnel do carpo
Referida: espondilose cervical
Outra: esclerodermia, tumores (tumor ósseo, tumor do glomo)

DOR NOS MEMBROS INFERIORES

Vascular: oclusão arterial: aguda (tromboembolismo, trauma, como em fraturas), crônica (arteriosclerose, doença de Buerger)
TVP
Neurológica: estenose do canal lombar
Radiculopatia, plexopatia
Neuropatia periférica
Musculoesquelética: lesão das partes moles (músculo, tendão, ligamento), espasmo muscular
Artrite

DOR OCULAR

Ver Olho vermelho e doloroso
Dor aos movimentos dos olhos
Neurite óptica
Miosite orbitária

Dor aos movimentos oculares

Neurite óptica
Miosite orbitária
Ver Hiperemia ocular dolorosa

DOR PLEURÍTICA

Ver Dor torácica

DOR TORÁCICA

Cardíaca/grandes vasos: *angina pectoris*, infarto do miocárdio, pericardite, dissecção aórtica, ruptura de aneurisma da aorta torácica, sangramento em ateroma

Respiratória: embolia pulmonar, pneumotórax, pneumonia, doenças do tecido conjuntivo (LES)

Gastrointestinal: esofagite de refluxo, espasmo esofágico, hérnia de hiato, úlcera péptica, pancreatite

Musculoesquelética: síndrome de Treitz (costocondrite), fratura de costela, doença de Bornholm (infecção pelo vírus coxsackie B, rara)

Neurológica: herpes zoster, compressão de raiz nervosa

Dor torácica pleurítica

Embolia pulmonar
Pneumotórax
Pneumonia
Pericardite
Doença do tecido conjuntivo
Malignidade envolvendo pleura, patologia sob o diafragma

E

ECA (ENZIMA CONVERSORA DA ANGIOTENSINA), ↑

Sarcoidose
Tuberculose
Linfoma
Asbestose
Silicose

ECG, ALTERAÇÕES

Desvio de eixo (para à esquerda e à direita): *Ver* Desvio de eixo
Bloqueios de ramo (esquerdo e direito): *Ver* Bloqueios de ramo
Complexos com baixa voltagem: obesidade, DPOC, derrame pleural, mixedema
Onda P (ausente e alta): *Ver* Onda P
Segmento ST (elevação e depressão): *Ver* Segmento ST
Taquicardia: *Ver* Taquicardia
Onda U: *Ver* Onda U

EDEMA DE TORNOZELO

Depressível bilateral

Insuficiência cardíaca
Insuficiência hepática e outras causas de hipoalbuminemia: desnutrição, má absorção, síndrome nefrótica, enteropatia perdedora de proteína
Insuficiência renal
Hipotireoidismo
Iatrogênico: estrogênios, bloqueadores dos canais de cálcio, sobrecarga hídrica
Insuficiência venosa: aguda (posição sentada por muito tempo), crônica
Obstrução venosa, como massa pélvica, gravidez, obstrução da VCI/veia ilíaca bilateralmente

Não-depressível

Linfedema: primário, envolvimento de linfonodos: radioterapia, infecção (filariose), infiltração maligna, exérese

EDEMA DO ESCROTO

Ver Massas e tumefações

EDEMA DO JOELHO

Artrite séptica (estafilococos, gonococos, bacilos gram-negativos, tuberculose, doença de Lyme)
Trauma, hemartrose (nos hemofílicos)

Gota/pseudogota
Artrite reumatóide, osteoartrite
Artrites soronegativas (artrite reativa, artrite enteropática [DII, doença de Whipple], espondilite anquilosante, artrite psoriática)
Sistêmico: LES, síndrome de Sjögren, sarcoidose, doença de Behçet, vasculites
Malignidade
Edemas localizados:

Anterior: bursa pré-patelar

Bursa infrapatelar

Doença de Osgood-Schlatter

Lateral/medial: cisto do menisco lateral/medial

Exostose

Posterior:

Bursa semimembranosa

Cisto de Baker

Aneurisma poplíteo

EDEMA DO MEMBRO INFERIOR

Bilateral

Insuficiência cardíaca
Insuficiência hepática, outras causas de hipoalbuminemia (desnutrição, má absorção, síndrome nefrótica, enteropatia perdedora de proteína)
Insuficiência renal
Hipotireoidismo
Iatrogênico: estrogênios, bloqueadores dos canais de cálcio, sobrecarga hídrica
Insuficiência venosa: aguda (posição sentada por tempo prolongado), crônica
Obstrução venosa, como em massa pélvica, gravidez, obstrução da VCI/veia ilíaca bilateralmente

Unilateral

Agudo

TVP
Celulite
Síndrome de compartimento, trauma
Ruptura de cisto de Baker

Crônico

Veias varicosas
Linfedema (não-depressível): primário, envolvimento de linfonodos: radioterapia, infecção (filariose), infiltração maligna, excisão
Imobilidade

EDEMA DO MEMBRO SUPERIOR

Linfedema congênito (raro)
Trauma
Celulite
Trombose venosa profunda (TVP) (veia axilar: associada a exercício excessivo, costela cervical)
Envolvimento de linfonodos cervicais: radioterapia, excisão cirúrgica, doença maligna, filariose

EDEMA DOS LÁBIOS

Picada de inseto
Reação alérgica/anafilática
Choque angioneurótico (deficiência de C1 esterase)
Doença de Crohn
Sarcóide
Queilite granulomatosa

EDEMA FACIAL

Edema periorbitário

Infecção: celulite orbitária/periorbitária, triquinose (rara)
Alergia a picadas de insetos/drogas (inclusive anafilaxia), deficiência do inibidor de C1
Hipo/hipertireoidismo
Síndrome nefrótica, hipoalbuminemia
Fístula carótido-cavernosa, trombose do seio cavernoso
Dermatomiosite

Aumento da parótida

Ver Aumento do volume da parótida

Outras causas de edema/aumento de volume facial

Infecção dentária/seio da face
Trauma, queimaduras
Enfisema subcutâneo
Trombose da VCS
Síndrome de Cushing, obesidade

EDEMA PALPEBRAL

Alergia (contato com cosméticos, substâncias químicas, animais, plantas)
Blefarite (pode associar-se a rosácea, eczema, psoríase)
Calázio, propagação de infecção de uma lesão local, como um comedão espremido
Dacriocistite

Causas mais graves

Celulite **o**rbitária
Herpes zoster oftálmico
Herpes simples

EDEMA PERIFÉRICO

Ver Edema

EDEMA PERIORBITÁRIO

Ver Edema facial

ENFISEMA CIRÚRGICO

Trauma, cirurgia, introdução de dreno torácico
Trauma esofágico
Ventilação com pressão positiva
Doença pulmonar obstrutiva, como a asma
Gangrena gasosa

EOSINOFILIA

Ver Leucograma

EPISTAXE

Trauma/irritação: manipulação do nariz, assoar de maneira forçada, corpo estranho, uso crônico de drogas intranasais (como a cocaína)
Tumores nasais
Anticoagulantes, distúrbios do sangramento
Telangectasia hemorrágica hereditária

ERITEMA MULTIFORME

Idiopático
Drogas: sulfamidas, penicilinas, anticonvulsivantes
Infecção: viral (HSV, VEB, orf), bacteriana (*Mycoplasma pneumoniae,* clamídias), fúngica (histoplasmose, coccidioidomicose)
Inflamatória/doenças do tecido conjuntivo: artrite reumatóide, ELA, sarcoidose, PAN, granulomatose de Wegener
Doenças malignas (linfoma, leucemia, mieloma), radiação

ERITEMA NODOSO

Infecção: **bacteriana** (estreptococos, clamídias, tuberculose, *Yersinia, Rickettsia,* lepra, leptospirose), **viral** (VEB), **fúngica** (histoplasmose, coccidioidomicose, blastomicose), **protozoótica** (toxoplasmose)
Inflamação: doença inflamatória intestinal, sarcoidose, doença de Behçet
Doença maligna: linfoma, leucemia
Drogas: sulfamidas, penicilina, contracepção oral, salicilatos, dapsona
Gravidez

ERITEMA PALMAR

Hepatopatia
Alcoolismo
Artrite reumatóide
Tireotoxicose
Gravidez
Leucemia crônica

EROSÕES DOS LÁBIOS

Herpes simples
Pênfigo
Eritema multiforme/síndrome de Stevens-Johnson
Impetigo

ERUCTAÇÕES, SENSAÇÃO DE AUMENTO DE GASES NO ABDOME E FLATULÊNCIA

↑ Conscientização de quantidade normal de gases
Aerofagia (deglutição habitual de grandes quantidades de ar)
Aprisionamento de ar (flexura hepática ou esplênica)
Alimentos contendo o carboidrato rafinose, como feijão, repolho, couve-flor
Má absorção: hipercrescimento bacteriano (intestino delgado), doença celíaca, doença biliar, insuficiência pancreática, carcinoma pancreático
Dispepsia não-ulcerosa
Síndrome do cólon irritável
Intolerância à lactose (e outros açúcares)
Inflamação em torno do ânus (hemorróidas) e esôfago (esofagite)
Infecção: Giardíase

ESCARRO PURULENTO

Foco respiratório alto (sinusite aguda, rinite, bronquite)
Infecção: pneumonia, tuberculose, abscesso pulmonar
Bronquiectasia
Fístula broncopleural
Ver também Hemoptise

ESCLERAS AZUIS

Pseudoxantoma elástico
Osteogênese imperfeita
Síndrome de Ehlers-Danlos
Síndrome de Marfan

ESCLEROMALACIA PERFURANTE

Artrite reumatóide
Espondilite anquilosante
Vasculite (granulomatose de Wegener, poliarterite nodosa)
Gota
Herpes zoster

ESCOTOMA CENTRAL

Doença do nervo óptico
Doença da retina afetando a mácula

ESFEROCITOSE

Esferocitose hereditária
Anemia hemolítica auto-imune
Septicemia

ESFREGAÇO DE SANGUE

Acantócitos: *Ver* Acantocitose
Anisocitose: *Ver* Anisocitose
Ponteado basófilo: *Ver* Ponteado basófilo
Blastos: *Ver* Blastos
Células crenadas: *Ver* Células crenadas
Película de sangue dimórfica: *Ver* Película de sangue dimórfica
Corpos de Howell-Jolly: *Ver* Corpos de Howell-Jolly
Hipocromia: *Ver* Hipocromia
Anemia leucoeritroblástica: *Ver* Anemia leucoeritroblástica
Reação leucemóide: *Ver* Reação leucemóide
Normoblastos: Ver Normoblastos
Corpos Pappenheimer: Ver Corpos de Pappenheimer
Poiquilocitose: *Ver* Poiquilocitose
Policromasia: *Ver* Policromasia
Reticulocitose: *Ver* Reticulocitose
Esferocitose: *Ver* Esferocitose
Células em alvo: *Ver* Células em alvo
Células em lágrima: *Ver* Células em lágrima

ESPESSAMENTO (HIPERTROFIA) NEURAL

Lepra tuberculóide
Sarcoidose
Amiloidose
Neurofibromatose
Acromegalia
Neuropatia sensitivomotora hereditária tipo 1
Doença de Refsum

ESPLENOMEGALIA

Maciça

Leucemia mielóide crônica, mielofibrose
Infecções tropicais: malária, leishmaniose, esquistossomose, esplenomegalia tropical
Doença de Gaucher

Moderada

Hematológica (anemia hemolítica, linfoma, leucemia, distúrbios mieloproliferativos*)
Hipertensão porta (*Ver* Hipertensão porta)
Infecção: endocardite infecciosa, mononucleose infecciosa, tuberculose, brucelose
Doenças inflamatórias/do tecido conjuntivo: artrite reumatóide, LES, sarcoidose, amiloidose
*Leucemia mielóide crônica, mielofibrose, policitemia rubra vera, trombocitopenia essencial

ESTADO CONFUSIONAL AGUDO

Ver Delírio

ESTATURA

Baixa

ACCP (atraso constitucional do crescimento e da puberdade), familiar
Sindrômica: síndrome de Turner, acondroplasia, Prader-Willi
Fatores psicossociais: maus tratos à criança, anorexia nervosa, privação emocional
Fatores endócrinos:
- ↓ Hormônio do crescimento: Hipopituitarismo (tumor da hipófise)
- Mutações: Pit1, PROP1, receptor GHRH
- Síndrome de Cushing e ↑↑ corticosteróides
- GH biologicamente inativo
- Resistência ao GH (mutação do receptor GH)
- Baixos níveis de IGF1 (nanismo de Laron)
- ↓ Hormônios da tireóide (hipotireoidismo)

Fatores nutricionais
Doença sistêmica:
- Gastrointestinal: má absorção (doença celíaca, intolerância à proteína do leite, doença inflamatória intestinal)
- Cardiovascular: cardiopatia cianótica congênita
- Respiratória: fibrose cística
- Renal: insuficiência renal crônica

Alta

Familial
Sindrômica (desproporcional):
- Síndrome de Klinefelter
- Síndrome de Marfan
- Homocistinúria

Endócrina:
- Excesso de GH (gigantismo)
- Excesso de hormônios da tireóide (tireotoxicose)
- Excesso de esteróides sexuais/puberdade precoce (fases iniciais da HCSR, tumores da supra-renal)

ESTEATORRÉIA

Doença/ressecção do intestino delgado

Supercrescimento bacteriano (esclerodermia, diverticulose, neuropatia autonômica), doença celíaca, doença de Crohn, tuberculose ileocecal, infecção parasitária (giardíase, estrongiloidíase), linfoma intestinal, enterite por radiação, doença de Whipple, espru tropical

Insuficiência pancreática

Pancreatite crônica, câncer pancreático, fibrose cística

Insuficiência biliar

Obstrução biliar, cirrose biliar primária

ESTRIAS

Síndrome de Cushing
Esteróides sistêmicos
Fisiológicas: gravidez (parte inferior do abdome, mamas), adolescência (coxas, áreas lombossacrais), fisiculturistas de peso (ombros)

ESTENOSE AÓRTICA

Estenose secundária à cardiopatia reumática
Calcificação de uma VA bicúspide congênita
Calcificação/degeneração de uma VA tricúspide em idoso

ESTENOSE MITRAL

Cardiopatia reumática (90%)
Menos comum: congênita, anel da valva mitral calcificado, carcinóide, endocardite, mucopolissacaridoses, prótese valvar

ESTERTORES

Estertores crepitantes

Fibrose pulmonar (*Ver causas em* Testes da função pulmonar)
Edema pulmonar

Estertores subcrepitantes

Bronquiectasia
Consolidação (pneumonia)
DPOC
(*Obs.*: os estertores que desaparecem com a tosse não são significativos)

ESTOMATITE ANGULAR

Ver Queilite

ESTRIAS ANGIÓIDES

Pseudoxantoma elástico
Síndrome de Ehlers-Danlos
Doença de Paget do osso
Anemia falciforme
Acromegalia, hipercalcemia, intoxicação por chumbo

ESTRIDOR

Obstrução parcial das vias aéreas superiores
Intraluminal:
  Corpo estranho, tumor
Intramural:
  Infecção: epiglote, crupe em crianças, papilomas respiratórios (condilomas por HPV na laringe), abscesso retroperitoneal
  Edema laríngeo (anafilaxia, inalação de fumaça)
  Carcinoma laríngeo
  Artrite reumatóide cricoaritenóide
  Estenose traqueal (após cirurgia/intubação/traqueostomia)
Extramural:
  Bócio
  Linfadenopatia

EXOFTALMIA

Ver Proptose

EXTREMIDADES FRIAS

Extremidade isquêmica aguda (tromboembolismo)
Fenômeno de Raynaud (vasospasmo)
Choque
Hipotireoidismo
Drogas: β-bloqueadoras

F

FADIGA

Anemia
Endócrina/metabólica: diabetes melito, hipo/hipertireoidismo, doença de Addison, uremia
Insuficiência cardíaca
Infecção
Doenças inflamatórias/do tecido conjuntivo
Malignidade
Drogas, como os betabloqueadores
Depressão
Síndrome da fadiga crônica

FALTA DE AR

Ver em Dispnéia

FAN

LES (95%), lúpus induzido por drogas (100%)
Esclerose sistêmica (90%)
Síndrome de Sjögren (80%)
Artrite reumatóide (60%)
Polimiosite (40%)
Poliarterite nodosa (20%)
Outras doenças: hepatite crônica ativa, diabetes, macroglobulinemia de Waldenström, miastenia *gravis*
População normal (5-8%)

FASCICULAÇÕES

Doença do neurônio motor
Compressão de raiz motora
Polineuropatia
Miopatia primária
Tireotoxicose

FATOR DE TRANSFERÊNCIA

Ver Testes da função pulmonar

FATOR REUMATÓIDE POSITIVO

Síndrome de Sjögren (95%)
Artrite reumatóide (70%)
LES
Esclerodermia
Doença mista do tecido conjuntivo

FATOR REUMATÓIDE POSITIVO (CONTINUAÇÃO)

Crioglobulinemia mista
Polimiosite/dermatomiosite
Infecção/doenças inflamatórias, como tuberculose, mononucleose infecciosa, endocardite bacteriana subaguda, hepatite crônica
Indivíduos saudáveis (~5%)

FEBRE DE ORIGEM INDETERMINADA (FOI)

Infecção: abscessos (subfrênicos, hepáticos, pélvicos)
- Bacteriana: endocardite infecciosa, osteomielite, ITU, infecção biliar
- Tuberculose, brucelose infecções virais (HIV, CMV, VEB), malária

Inflamação/DTC: artrite reumatóide, LES, sarcoidose, vasculites, polimialgia reumática
Malignidade: linfomas, leucemia, carcinoma de células renais, carcinoma hepatocelular, carcinoma pancreático
Drogas: sulfamidas, isoniazida, aspirina
Febre familiar do Mediterrâneo (FFM), febre periódica familial (FPF)

FEBRE DE ORIGEM INDETERMINADA

Ver Pirexia de origem desconhecida

FEBRE DO VIAJANTE

Hepatite A
Malária
Tifóide
Leptospirose
Dengue
Febres hemorrágicas

Incubação mais longa

Malária
Tifóide
Tuberculose
Brucelose
Leishmaniose
Abscesso amebiano

FENÔMENO DE KOEBNER

Psoríase
Líquen plano
Molusco contagioso
Verrugas
Vitiligo

FENÔMENO DE RAYNAUD

Idiopático
Ocupacional (ferramentas que vibram)
Doenças do tecido conjuntivo: esclerodermia, LES, síndrome de Sjögren, artrite reumatóide, dermatomiosite
Crioaglutininas
Crioglobulinemia, macroglobulinemia (de Waldenström)
Costela cervical
Drogas: betabloqueadoras
Vasculopatia

FERRITINA (↑ & ↓)

↑
Resposta de fase aguda: infecção, inflamação, malignidade
Hemocromatose
Transfusões repetidas na talassemia, terapia com ferro
Doença de Still
Anemia sideroblástica
Anemia da doença crônica, hemólise crônica
↓
Deficiência de ferro

FLATULÊNCIA

Ver Eructação, distensão abdominal e flatulência

FLUTUADORES

Degeneração/descolamento do vítreo
Hemorragia do vítreo
Uveíte posterior (como na toxoplasmose e sarcoidose)

FONTES DE ERRO NA SATURAÇÃO DE OXIGÊNIO

Hipoperfusão (como no choque)
Colocação imprópria da sonda
Luz ambiente excessiva
Artefato de movimento
RM
Esmalte de unhas
Pigmentação da pele
Hemoglobinas anormais: carboxiemoglobina, metemoglobina
Congestão/pulsações das veias: incompetência da valva tricúspide

FORMIGAMENTOS EM MÃOS E PÉS

Ver Parestesias

FORMIGAMENTOS

Ver Parestesias

FOSFATASE ÁCIDA, ↑

Câncer de próstata
Doença de Paget do osso
Doença de armazenamento lisossômico, p. ex., doença de Gaucher
Trombocitemia

FOSFATASE ALCALINA

Ver Testes de função hepática

FRAGMENTAÇÃO DE HEMÁCIAS

Válvula cardíaca artificial/enxerto artificial
Anemia hemolítica microangiopática
- CIVD, SHU, PTT, hipertensão maligna, septicemia meningocócica, pré-eclâmpsia
- Adenocarcinoma generalizado

FRAQUEZA DOS MEMBROS INFERIORES

Paraparesia espástica: *Ver* Paraparesia espástica
Paraparesia flácida: *Ver* Paraparesia flácida
Pé caído: *Ver* Queda plantar

FRAQUEZA DOS MEMBROS INFERIORES

Ver Paresia dos membros inferiores

FRAQUEZA MUSCULAR PROXIMAL

Tóxica/metabólica: esteróides, síndrome de Cushing, tireotoxicose, hipotireoidismo, osteomalacia
Inflamatória: dermatomiosite, polimiosite, polimialgia reumática
Infecção: miosite estafilocócica, parasitas (triquinose, cisticercose), viral (influenza, coxsackie, ecovírus)
Hereditária: distrofias musculares, miopatias metabólicas (glicogenoses, como a síndrome de McArdle), miopatias mitocondriais, paralisia periódica familiar (associada à hipohipercalemia)

FRATURAS PATOLÓGICAS

Congênitas: osteogênese imperfeita, displasia fibrosa
Malignidade: primária, secundária, mieloma
Osteomielite
Osteoporose
Osteomalacia
Doença de Paget do osso
Tumores benignos: cistos ósseos, condroma

FREQÜÊNCIA (URINÁRIA), NICTÚRIA

Poliúria (*Ver* Poliúria)

Eliminação freqüente de pequenas quantidades de urina: ITU, bexiga (cálculo, tumor, compressão por massa pélvica), aumento de volume da próstata (HBP, câncer), incontinência de esforço genuína, instabilidade do detrusor, urgência sensitiva

FREQÜÊNCIA RESPIRATÓRIA

↑

Fisiológica: exercício, ansiedade

Doença pulmonar: pneumotórax, embolia pulmonar, doença obstrutiva, como crise de asma, doença restritiva, infecção, inflamação (vasculite), malignidade

Elevação do diafragma: ascite, paralisia diafragmática

Acidose metabólica

↓

Fisiológica: atletas bem condicionados

Doença do SNC: infecção (meningite, encefalite), trauma (traumatismo craniano), tumor (hipertensão intracraniana), drogas (tranqüilizantes), coma

FREQÜÊNCIA URINÁRIA

Ver Freqüência

G

GALACTORRÉIA

Ver Hiperprolactinemia

GANGRENA DIGITAL

Doença vascular periférica, diabetes melito, doença de Buerger
Vasculite, p. ex., artrite reumatóide, poliarterite nodosa, crioglobulinemia
Vasospasmo: fenômeno de Raynaud
Embolia
Injeção intra-arterial inadvertida em usuários de drogas IV
Compressão da artéria subclávia (costela cervical)

GANHO DE PESO

Gravidez
Ingesta excessiva de calorias
Endócrino: SOPC, síndrome de Cushing, hipotireoidismo, doença hipotalâmica (trauma, tumor), acromegalia
Drogas: esteróides, CCOs, esteróides androgênicos, antidepressivos, anticonvulsivantes
Depressão
↑ Líquido: insuficiência cardíaca congestiva, insuficiência renal, cirrose, excesso de líquidos IV, obstrução linfática
Abandono do tabagismo

GASOMETRIA ARTERIAL

Hipoxia, $PaCO_2$ normal ou baixa (insuficiência respiratória: tipo 1)

Asma
DPOC
Embolia pulmonar
Edema pulmonar
Pneumonia
Fibrose pulmonar
Shunt D → E
SARA

Hipoxia, $PaCO_2$ alta (insuficiência respiratória: tipo 2)

SNC:

Doença orgânica envolvendo centro respiratório (vascular, infecção, inflamação, trauma, tumor)
Drogas: opiáceos, benzodiazepínicos, barbitúricos e outros anestésicos

Pulmões:
- Asma grave, DPOC, obstrução de grandes vias aéreas, apnéia obstrutiva do sono

Neuromuscular:
- Neurônios motores: síndrome de Guillain-Barré, doença do neurônio motor, poliomielite, porfiria aguda
- Junção neuromuscular/músculo: miastenia *gravis,* distrofias musculares, relaxantes musculares, paralisia diafragmática

Parede torácica:
- Cifoescoliose grave, obesidade grave, "tórax flácido" traumático

GENITÁLIA AMBÍGUA

Ver Pseudo-hermafroditismo

GINECOMASTIA

Fisiológica: puberdade, idosos
Pseudoginecomastia: em homens obesos
Drogas: espironolactona, cimetidina, acetato de ciproterona, clorpromazina, estrogênios, digoxina, drogas de abuso (heroína, maconha)
Hepatopatia crônica
Insuficiência renal crônica
Hipogonadismo
Hipertireoidismo
Tumores: hCG ectópico (p. ex., hepatoma e pulmonar), produtores de estrogênio (p. ex., testicular)

Unilateral

Carcinoma de mama
Lipoma, linfangioma, neurofibroma, hematoma, cisto dermóide

GLICOSÚRIA

Diabetes (primário e secundário: *ver* Hiperglicemia)
Gravidez
Insuficiência renal crônica
Disfunção/lesão tubular renal (p. ex., mieloma múltiplo, metais pesados, doença de Wilson)

GLOSSITE

Deficiência de ferro
Deficiência de folato, B_{12}, niacina (B_1), riboflavina, Zn
Candidíase
Sífilis (rara)

γ-GLUTAMIL TRANSPEPTIDASE (γ-GT, GGT)

Hepatopatia: colestase (*Ver* Icterícia), lesão induzida pelo álcool

γ-GT, ↑

Ver γ-glutamil transpeptidase

H

HALITOSE

Boca: higiene dentária precária, placa dentária, gengivite, malignidade orofaríngea

Rinofaringe: rinite atrófica, sinusite crônica e gotejamento pós-nasal, tonsilite crônica, bolsa faríngea

GI: acalasia, estenose esofágica, DRGE

Pulmão: infecções, bronquiectasia

HEMARTROSE

Trauma: iatrogênico, pós-operatório, fratura, laceração de menisco, lesão ligamentar (p. ex., cruzado anterior)

Hematológica: distúrbios da coagulação, doença de células falciformes, drogas

Infecção: artrite séptica, Tuberculose

Vascular: hemangioma, malformação arteriovenosa, aneurisma

Neurológica: junta de Charcot

Doenças articulares: osteoartrite, gota, pseudogota

Escorbuto

Tumor: sinovite vilonodular pigmentada

HEMATÊMESE

Ver Gastrointestinal, sangramento

HEMATÚRIA

Rim, bexiga, ureter ou uretra

Trauma

Infecção: ITU, raramente tuberculose, esquistossomose

Cálculos

Tumores

Outras causas: glomerulonefrite, nefropatia por IgA, nefrite intersticial, doença renal cística, embolia, trombose da veia renal, malformação vascular, drogas, como a ciclofosfamida, exercício excessivo

Próstata: hiperplasia benigna da próstata, câncer de próstata, prostatite

Geral: distúrbios hematológicos (hemofilia, trombocitopenia, doença de células falciformes, leucemia), anticoagulantes

Outras causas de distúrbio da cor da urina

Alimentos: beterraba

Drogas (sene, rifampicina)

Hemoglobinúria/mioglobinúria

Porfiria (intermitente aguda)

HEMIANOPSIA

Bitemporal

Quadrantes temporais superiores envolvidos primeiro

Adenoma hipofisário, meningioma, aneurisma da carótida
Carcinoma rinofaríngeo
Mucocele no seio esfenoidal

Quadrantes temporais inferiores envolvidos primeiro

Craniofaringioma
Tumor no terceiro ventrículo

Homônima

Envolvimento de:
Trato óptico ou
Radiação óptica (no lobo parietal ou temporal) ou
Córtex occipital por: AVE (súbito): AVE completo/ataque isquêmico transitório (AIT)
Massas: gliomas, metástase, abscesso

HEMIPARESIA, HEMIPLEGIA

Vascular: AVE (infarto, hemorragia, AIT)
Infecção: abscesso cerebral por infecções locais (otite média, sinusite) ou distante (pulmonar)
Inflamação: esclerose múltipla, vasculite cerebral
Trauma: hemorragias extradural ou subdural (uma história de trauma pode não ficar aparente no segundo)
Tumor
Metabólica: hipoglicemia pode causar hemiplegia transitória
Outras causas de hemiplegia/paresia transitória: crises epilépticas (paralisia de Todd), enxaqueca

HEMOGLOBINA

↓
Ver Anemia
↑
Ver Policitemia

HEMOPTISE

Pulmão: infecção (tuberculose, pneumonia, abscesso, bronquite, bronquiectasia, fungos, parasitas), embolia pulmonar, malignidade, vasculite (p. ex., de Wegener, granulomatose, doença de Goodpasture), trauma, corpo estranho
Coração: estenose mitral
Geral: diátese hemorrágica
Causas mais raras: malformação arteriovenosa, amiloidose, sarcoidose
Obs.: sangramento nasal/trato respiratório alto e GI pode ser confundido com hemoptise

HEMORRAGIA DIGESTIVA ALTA E BAIXA

Sangramento GI alto (hematêmese)

Úlcera péptica (gástrica/duodenal)
Gastrite/erosões gástricas, duodenite, esofagite
Varizes gastresofágicas
Laceração de Mallory-Weiss
Medicamentos: AINEs, anticoagulantes, esteróides, trombolíticos
Câncer esofágico/gástrico

Raras

Distúrbios hemorrágicos (trombocitopenia, hemofilia), telangectasia hemorrágica hereditária, anormalidade vascular gástrica de Dieulafoy, fístulas aortoduodenais, angiodisplasia, leiomioma, divertículo de Meckel, pseudoxantoma elástico

Sangramento GI baixo

Anal: hemorróidas, fissura
Angiodisplasia
Câncer intestinal, pólipos
Colite: inflamatória (colite ulcerativa), infecciosa, isquêmica, radiação
Divertículos (colônicos)
Excessivo sangramento GI alto
Outras causas: distúrbio hemorrágicos, fístula aortoentérica, divertículo de Meckel, úlcera retal solitária

HEMORRAGIA DA RETINA

Oclusão da veia central da retina
Retinopatia diabética
Hipertensão
Papiledema

HEMORRAGIA EM ESTILHAÇOS

Trauma, por exemplo, em jardinagem
Endocardite infecciosa
Vasculite
Psoríase
Estenose mitral

HEPATOMEGALIA

Câncer: (depósitos secundários, hepatoma, adenoma de células hepáticas)
Cirrose (início) geralmente alcoólica, cirrose biliar primária
Insuficiência cardíaca congestiva
Budd-Chiari (trombose da veia hepática)
Hepatopatia policística

Infecção: hepatites A, B, C por VEB, CMV, toxoplasmose, leptospirose, abscesso (amebiano, piogênico), cisto hidátido
Infiltração: infiltração gordurosa (álcool), hemocromatose, amiloidose, sarcoidose, doenças linfoproliferativas
"Hepatomegalia aparente": diafragma baixo (como na DPOC) ou lobo de Reidle (uma extensão do lobo direito)
Ver também Hepatosplenomegalia

HEPATOSPLENOMEGALIA

Distúrbios mieloproliferativos*
Distúrbios linfoproliferativos**
Hipertensão porta (*Ver* Hipertensão porta)
Anemia megaloblástica (anemia perniciosa)
Infecção: hepatites B ou C, VEB, leptospirose, toxoplasmose, tuberculose, brucelose
Universais: malária, esquistossomose, leishmaniose
Outras causas: amiloidose, distúrbios de armazenamento, como a doença de Gaucher, doença policística infantil
*Leucemia mielóide crônica, mielofibrose, policitemia rubra vera, trombocitopenia essencial
**Linfoma, LLC, mieloma, macroglobulinemia de Waldenström, LLA, tricoleucemia

HIPERALDOSTERONISMO

Primário: adenoma (síndrome de Conn), hiperplasia bilateral da supra-renal, aldosteronismo controlável com glicocorticóides
Secundário: ↑ renina: tumor secretor de renina, estenose da artéria renal, cirrose, insuficiência cardíaca, diuréticos, síndrome de Bartter

HIPERBILIRRUBINEMIA

Não conjugada: hemólise (*Ver* Anemia hemolítica), eritropoiese ineficaz, ↓ glicuronidação (síndrome de Gilbert, síndrome de Crigler-Najjar)
Conjugada: *Ver* Icterícia, hepatocelular e obstrutiva

HIPERCALCEMIA

Hiperparatireoidismo: primário e terciário
Malignidade: mieloma múltiplo, metástase óssea (próstata, rim, tireóide, mama, pulmão), carcinoma espinocelular brônquico, linfoma
Excesso de vitamina D: auto-administrada, sarcóide, tuberculose
Imobilidade

Outras causas

↑ Ingesta de Ca^{2+} ("síndrome do "leite-álcali")
Drogas: lítio, tiazídicos

HIPERCALCEMIA (CONTINUAÇÃO)

Doenças endócrinas: hipertireoidismo, feocromocitoma, acromegalia, doença de Addison
Hipercalcemia hipocalciúrica familiar
A hipercalcemia também pode ocorrer na fase diurética da insuficiência renal aguda

HIPERCALCIÚRIA

Hipercalcemia (*ver* anteriormente)
Hipercalciúria idiopática
↑ Ingesta de Ca^{2+}
Acidose tubular renal
Hipercalciúria ligada a X (doença de Dent)

HIPERCALEMIA

Liberação das células: acidose, rabdomiólise, suxametônio
Insuficiência renal
Acidose tubular renal tipo 4
Inibidores da ECA
Doença de Addison
Amilorida e outros diuréticos poupadores de potássio
↑↑ Ingesta
Pseudo-hipercalemia: hemólise, leucocitose, trombocitose

HIPERCERATOSE (PALMOPLANTAR)

Fricção (andar descalço)
Congênita (tilose, patologia autossômica dominante)
Ceratodermia gonocócica (síndrome de Reiter)
Psoríase
Sífilis secundária
Tóxica/metabólica: reação à drogas, arsênico, deficiência de vitamina A
Malignidade: adenocarcinoma gástrico, carcinoma brônquico

HIPERCERATOSE PALMOPLANTAR

Ver Hiperceratose

HIPEREMIA OCULAR

Conjuntivite (alérgica, viral, bacteriana, por clamídia)
Episclerite
Esclerite
Irite (uveíte anterior)
Glaucoma agudo de ângulo fechado
Outras causas: pinguécula inflamada, hemorragia subconjuntival
Ver também Hiperemia ocular dolorosa

HIPEREMIA OCULAR DOLOROSA

Esclerite
Uveíte anterior
Glaucoma agudo com ângulo fechado
Úlcera de córnea/ceratite bacteriana

HIPERFOSFATEMIA

Insuficiência renal
Hipo e pseudo-hipoparatireoidismo (PTH: Hormônio que Joga o Fosfato no Lixo!)
Rabdomiólise
Síndrome da lise tumoral
Acromegalia
Excesso de ingesta/administração de fosfato
Intoxicação por vitamina D

HIPERGAMAGLOBULINEMIA

Policlonal

Hepatopatia crônica, cirrose biliar primária, hepatite auto-imune
Doença inflamatória crônica/do tecido conjuntivo (síndrome de Sjögren, sarcoidose, LES, artrite reumatóide, dermatomiosite), doença inflamatória intestinal
Infecção crônica (bronquiectasia), tuberculose, brucelose, leishmaniose, lepra, infecção pelo HIV

Monoclonal

Ver Paraproteinemia

HIPERGLICEMIA

Estresse, doença aguda/grave
Esteróides

Diabetes

Primário (tipos 1 & 2)
Secundário:
Esteróides
Endócrino: síndrome de Cushing, acromegalia, feocromocitoma, glucagonomas, somastotatinomas
Pancreatectomia, pancreatite crônica, hemocromatose

HIPERIDROSE

Endócrina: tireotoxicose, acromegalia, feocromocitoma
Infecção crônica: tuberculose, brucelose
Malignidade: linfoma
Medicamentos: opiáceos, drogas com propriedades colinérgicas, simpatomiméticos
Aguda: qualquer doença febril aguda, infarto do miocárdio, hipoglicemia, hipotensão
Ver também Sudorese noturna

HIPERLIPIDEMIA (SECUNDÁRIA)

Diabetes (mal controlado)
Drogas: álcool, CCO, esteróides, tiazídicos
Mixedema
Síndrome nefrótica, comprometimento renal
Obesidade
Icterícia obstrutiva

HIPERNATREMIA

Desidratação:
↓ Ingesta de líquido: idosos, confusos ou inconscientes
↑ Perda de líquidos GI: diarréia, vômitos
Renal: diabetes insípido, diurese osmótica (hiperglicemia, hipercalcemia)
Pele: sudorese excessiva
Coma não-cetótico hiperosmolar
Excesso de administração de Na^+ (bicarbonato de sódio)
Excesso de mineralocorticóides: hiperaldosteronismo

HIPERPARATIREOIDISMO

Hiperparatireoidismo primário

Adenoma ou hiperplasia da paratireóide (pode associar-se às síndromes MEN) e raramente carcinoma

Hiperparatireoidismo secundário

↓ Cálcio (devido à deficiência de vitamina D ou resistência a ela ou insuficiência renal crônica)

Hiperparatireoidismo terciário

Hiperplasia autônoma da paratireóide secundária a hiperparatireoidismo secundário de longa duração

HIPERPIGMENTAÇÃO

Drogas: amiodarona, bussulfam, clorpromazina, fenotiazínicos
Radiação
Endócrina: doença de Addison, síndrome de Nelson, ACTH ectópico, gravidez
Hepatopatia: hemocromatose, cirrose biliar primária
Rashes fotossensíveis. *Ver Rash* fotodistribuído
Pós-inflamatória, como depois de eritrodermia
Outras causas: insuficiência renal crônica, perda de volume muscular crônica (TB, carcinoma), melanomatose maligna disseminada

HIPERPROLACTINEMIA

Fisiológica: gravidez, lactação, estresse
Prolactinoma, raramente prolactina ectópica (tumores do pulmão e do rim)

↓ Transporte de dopamina para a hipófise anterior: tumor hipofisário comprimindo a haste hipofisária (efeito pseudoprolactinoma)
Drogas:
Depleção dos depósitos centrais de dopamina: reserpina, metildopa
Bloqueadores dos receptores de dopamina: clorpromazina, haloperidol, sulpirida, metoclopramida, domperidona
↑ Secreção de TRH estimula a liberação de prolactina (hipotireoidismo primário)
Estrogênios: TRH/CCO, SOPC (estrogênio estimula lactotrofinas)
Lesão da parede torácica (estimulação da via reflexa normalmente ativada pela sucção nas mulheres lactantes)
Outras causas: insuficiência hepática, ↓ síntese/liberação de dopamina do hipotálamo (tumor, inflamação, malformações arteriovenosas)

HIPERPROTEINEMIA

Hemoconcentração: desidratação, aplicação prolongada de torniquete
Hipergamaglobulinemia: *Ver* Hipergamaglobulinemia

HIPERTENSÃO

Essencial (idiopática)
Doença renal: glomerulonefrite crônica, pielonefrite crônica, doença renal cística, carcinoma renal
Drogas: CCOs contendo estrogênio, esteróides
Doença endócrina: síndrome de Cushing, doença de Conn, feocromocitomas, acromegalia, hiperparatireoidismo primário
Vascular: coarctação da aorta, estenose da artéria renal
Pré-eclâmpsia

HIPERTENSÃO PORTA

Pré-hepática: trombose da veia porta/esplênica
Hepática: cirrose, granulomas, esquistossomose
Pós-hepática: síndrome de Budd-Chiari (trombose da veia hepática), insuficiência cardíaca congestiva, pericardite constritiva

HIPERTENSÃO PULMONAR

Primária
Secundária:
Doença do coração esquerdo (doença da válvula mitral, insuficiência do ventrículo esquerdo, mixoma/trombose do átrio esquerdo)
Doença pulmonar crônica (DPOC)
Embolia pulmonar recorrente
↑ Fluxo sangüíneo pulmonar (CIV, CIA, ducto arterial patente)
Doença do tecido conjuntivo (LES, esclerodermia)
Drogas: fenfluramina (supressor do apetite)
HIV

HIPERTIREOIDISMO

Doença de Graves
Bócio multinodular tóxico
Adenoma tóxico
Tireoidite (subaguda/viral, pós-parto)
Tireotoxicose gestacional, (↑ hCG)

Causas mais raras

Hipertireoidismo secundário (TSH)
Carcinoma folicular da tireóide
Coriocarcinoma
Estroma do ovário
Drogas: amiodarona, consumo sub-reptício de tiroxina (tireoidite factícia)
Mutações do receptor de TSH, síndrome de McCune-Albright

HIPERTRICOSE

Local

Líquen simples
Nevos melanocíticos
Espinha bífida

Generalizada

Anorexia nervosa
Desnutrição
Medicação (minoxidil, ciclosporina, fenitoína)
Malignidade
Porfiria cutânea tardia

HIPERTROFIA GENGIVAL

Familiar
Drogas: ciclosporina, fenitoína, antagonistas dos canais de cálcio (nifedipina, diltiazem), CCO
Leucemia aguda
Esclerose tuberosa
Gravidez

HIPERURICEMIA

↓ Excreção renal

Idiopática
Drogas: **c**iclosporina, **a**spirina (baixa dose), ácido **n**icotínico, diuréticos de **a**lça, **t**iazídicos, **e**tambutol, **á**lcool, **p**irazinamida
Doença renal crônica, como no diabetes melito, hipertensão

↑ Ingesta/produção

↑ Ingesta na dieta
↑ Síntese: síndrome de Lesch-Nyhan (deficiência de HGPRT)
↑ Renovação dos ácidos nucléicos (purina): linfoma, leucemia, policitemia vera, psoríase

HIPOALBUMINEMIA

↓ Síntese

Reação de fase aguda
Hepatopatia
Desnutrição

↑ Perda

Síndrome nefrótica
Enteropatia perdedora de proteína (doença celíaca, DII, espru, doença de Whipple, linfoma intestinal, linfangectasia intestinal)
Queimaduras
Lesões cutâneas bolhosas

Hemodiluição

Amostra de infusão IV no membro superior, gravidez

Rara

Disproteinemia idiopática familial

HIPOCALCEMIA

Hipoparatireoidismo
- Congênito (síndrome de DiGeorge)
- Auto-imune
- Cirúrgico (depois de tireoidectomia ou paratireoidectomia)
- Pseudo-hipoparatireoidismo (resistência ao PTH)
- ↓ Mg^{2+}, sobrecarga de Fe^{2+}, ↑ Cu^{2+} (doença de Wilson)

Deficiência de vitamina D
- ↓ Ingesta na dieta/má absorção
- Falta de exposição à luz solar
- Hepatopatia
- Anticonvulsivantes (fenitoína)
- Insuficiência renal
- Resistência à vitamina D

↑ Fosfato: insuficiência renal crônica, terapia com fosfato
Pancreatite (aguda)
Alcalose respiratória
Hipoalbuminemia
Outras causas
- Artefato (coleta de sangue em um tubo de EDTA)
- Iatrogênica: bifosfonatos, calcitonina, sangue citratado (transfusão maciça)

HIPOCALEMIA

Perda gastrointestinal

Vômitos, diarréia, adenoma viloso, VIPoma, fístulas, ileostomias

Perda Renal

Excesso de mineralocorticóides (→ ↑ excreção de K^+)

Hiperaldosteronismo

↑↑ Glicocorticóides: síndrome de Cushing, alcaçuz (inibe 11 β-hidroxisteróide desidrogenase e ↓ metabolismo dos glicocorticóides), deficiência de 11 β-hidroxisteróide desidrogenase

Hiperplasia congênita da supra-renal (deficiência de 11 β-hidroxilase e 17 α-hidroxilase)

↑ Oferta de Na^+ ao néfron distal (→ ↑ absorção de Na^+ e secreção de K^+)

Diurese osmótica (na glicosúria)

Diuréticos: tiazídicos e diuréticos de alça (também ↑ secreção de aldosterona)

Síndrome de Bartter, síndrome de Gitelman

Outras causas

Hipomagnesemia

Acidose tubular renal (tipos I e II)

Dano tubular renal

Síndrome de Liddle (patologia autossômica dominante, ↑ primário da reabsorção de sódio no túbulo coletor e muitas vezes secreção de potássio)

Redistribuição nas células

Insulina, β-agonista, alcalose

HIPOCROMIA

Anemia ferropriva

Talassemia

Anemia sideroblástica

HIPOESPLENISMO

Ver Corpos de Howell-Jolly

HIPOFOSFATEMIA

Redistribuição para as células

↑ Insulina, como na recuperação de cetoacidose diabética (tratamento com insulina estimula glicólise e captação de fosfato pelas células), realimentação (nos alcoólicos)
Alcalose respiratória (a alcalose estimula a glicólise e a captação de fosfato pelas células)
Síndrome do osso faminto (após paratireoidectomia nos pacientes com osteopenia existente): devido à acentuada deposição de Ca^{2+} e de fosfato no osso

Gastrointestinal

Ligantes ao fosfato, como os antiácidos contendo alumínio/magnésio
Diarréia (crônica)
↓ Ingesta na dieta

Renal

Hiperparatireoidismo (primário e secundário): ↑ excreção urinária
Deficiência de vitamina D ou resistência a ela (ambas por ↓ da reabilitação GI e por causarem hipocalcemia e hiperparatireoidismo secundário)
Raquitismo hipofosfatêmico hereditário (ligado a X, autossômico dominante), osteomalacia induzida por tumor
Diurese osmótica, como na glicosúria
Síndrome de Fanconi

HIPOGAMAGLOBULINEMIA

Congênita

Ligada a X, como parte de um estado de imunodeficiência combinada

Adquirida

Mieloma
Linfoma
Leucemia (LLC)
Síndrome nefrótica, desnutrição, má absorção, enteropatia perdedora de proteína
Hipoplasia da medula óssea, mielosclerose
Uremia, esteróides, infecções graves

HIPOGLICEMIA

Excesso de insulina (ou diabéticos que não tomam lanche depois da injeção de insulina), sulfoniluréias, salicilato, pentamidina, quinino
Insulinomas, hepatomas, sarcomas
Álcool
Doença de Addison
Insuficiência renal

HIPOGLICEMIA (Continuação)

Insuficiência hepática
Malária
Pós-gastrectomia

HIPOGONADISMO

Feminino

Hipogonadismo primário (hipergonadotrófico)

Disgenesia gonadal

O genótipo pode ser XO (síndrome de Turner), XX, XY (co-ruptura do gene *SRY* no cromossomo Y ou na via descendente), XO/XY ou XO/XX (mosaicismo)

Dano gonadal

Infecção (caxumba)
Auto-imune
Cirurgia (pélvica)
Radiação
Quimioterapia, como com ciclofosfamida

Mutações genéticas

Subunidade beta de LH/FSH, receptor de LH, receptor de FSH, enzimas envolvidas na síntese de estrogênios (deficiência de 17-hidroxilase), galactosemia

Hipogonadismo secundário (hipogonadotrófico)

Hipopituitarismo

Tumor na hipófise/cirurgia/radiação, infiltrações (linfoma, sarcoidose, histiocitose de células de Langerhans, hipofisite linfocitária)
Funcional/hipotalâmico, como no exercício vigoroso, perda de peso
Deficiência congênita de GnRH (quando associada à anosmia: síndrome de Kallmann), outras mutações genéticas, como DAX1 (associada à hipoplasia congênita da supra-renal), HESX1 (associada à displasia septo-óptica), deficiência isolada de LH ou FSH
Outras causas de hipopituitarismo: vascular/infecção, etc. (*Ver* Hipopituitarismo)

Hiperprolactinemia

Doenças sistêmicas

Fibrose cística
Doença de Crohn/colite ulcerativa, desnutrição por qualquer causa
Cirrose
Insuficiência renal crônica
Talassemia: → transfusões sangüíneas repetidas → hemossiderose e disfunção hipotalâmica

Causas raras

Síndrome de Laurence–Boon–Beidl
Síndrome de Prader-Willi

Masculino

Hipogonadismo primário (hipergonadotrófico)

Disgenesia gonadal

Síndrome de Klinefelter (XXY): os testículos são pequenos e firmes com túbulos seminíferos disgenéticos
Criptorquidia: testículos que não desceram
Anorquidia: síndrome dos testículos desaparecidos: tecido testicular presente na vida fetal, mas ausente na adulta

Dano gonadal

Infecção (caxumba, ecovírus, arbovírus do grupo B, coriomeningite linfocitária)
Trauma, torção
Auto-imune
Cirurgia (orquidectomia)
Radiação
Drogas/toxinas: ciclofosfamida
Álcool, maconha, heroína: ↓ níveis de testosterona

Mutações genéticas

Subunidades b de LH/FSH, receptor LH, receptor FSH, defeitos nas enzimas envolvidas na síntese de testosterona, distrofia miotônica

Hipogonadismo secundário (hipogonadotrófico)

Hipopituitarismo

Tumores hipofisários/cirurgia/radiação/infiltrações: *Ver* Hipopituitarismo
Deficiência congênita de GnRH (hipogonadismo hipogonadotrófico idiopático) (síndrome de Kallmann: deficiência de GnRH + uma ou mais anormalidades congênitas não-gonadais, como anosmia), outras mutações genéticas, como DAX1, HESX1, Prop-1

Hiperprolactinemia

Doenças sistêmicas

Fibrose cística
Doença de Crohn/colite ulcerativa, desnutrição por qualquer causa
Cirrose
Insuficiência renal crônica
Talassemia: → transfusões sangüíneas repetidas → hemossiderose e disfunção hipotalâmica

HIPOGONADISMO (Continuação)

Causas raras

Síndrome de Laurence–Boon–Beidl
Síndrome de Prader-Willi

HIPOMAGNESEMIA

↓ **Ingesta ou perdas GI:** desnutrição, alcoolismo, diarréia, má absorção, ressecção intestinal, fístulas intestinais

Perdas Renais:

Diuréticos (de alça e tiazídicos)

Abuso de álcool

Drogas: nefrotoxinas, como os aminoglicosídeos, anfotericina B, ciclosporina, cisplatina

Diabetes melito, hipercalcemia, hipertireoidismo, hiperaldosteronismo, disfunção tubular (pós-necrose tubular aguda, diurese pós-obstrutiva, síndrome de Bartter ou Gitelman)

Outras: pós-operatória, pós-paratireoidectomia, pancreatite (aguda), foscarnet

HIPONATREMIA

Pseudo-hiponatremia:

Hiperproteinemia (mieloma múltiplo), hipertrigliceridemia

Hiperglicemia

Artificial: tomar sangue do membro superior, onde está sendo infundida solução com baixo teor de sódio

Pacientes hipervolêmicos (edemaciados):

Cirrose, ICC, síndrome nefrótica, insuficiência renal (Na^+ na urina > 20)

Pacientes hipovolêmicos (desidratados):

Perda renal (Na^+ na urina > 20): diuréticos (tiazídicos), acidose tubular renal, nefropatia perdedora de sal, insuficiência da supra-renal

Perda extra-renal (Na^+ na urina < 20): diarréia, vômitos, queimaduras, pancreatite

Pacientes euvolêmicos:

Hipotireoidismo, insuficiência da supra-renal, secreção inadequada do hormônio antidiurético

HIPOPARATIREOIDISMO

Ver Hipocalcemia

HIPÓPIO

Infecção: endoftalmite, úlceras da córnea

Inflamação: uveíte anterior (*Ver* Uveíte)

Malignidade: necrose de tumor intra-ocular/metástases (leucemia, linfoma, retinoblastoma)

Trauma, cirurgia

HIPOPITUITARISMO

Tumor da hipófise
Cirurgia/radioterapia na hipófise
Infecção: meningite/encefalite, sífilis (rara)
Inflamação/infiltração: tuberculose, sarcoidose, linfoma, abscesso, histiocitose X, hemocromatose, hipofisite linfocitária
Vascular: apoplexia hipofisária (infarto/hemorragia), síndrome de Sheehan
Hipotalâmico: anorexia, exercício intenso, caquexia
Mutações: Pit-1, Prop-1

HIPOTENSÃO

Septicemia
Hipovolemia:
- Hemorragia
- Perda GI
- Perda renal (diurético, diabetes melito, diabetes insípido, diurese pós-obstrutiva, insuficiência renal aguda)
- Perda cutânea (lesões exsudativas, queimaduras)

Insuficiência da supra-renal
Cardiovascular:
- Qualquer patologia que ↓ débito cardíaco, como as arritmias, ↓ enchimento diastólico (doença pericárdica), doença do miocárdio, obstrução do fluxo de saída

Hipotensão postural

Depleção de volume
Neuropatia autonômica:
- Metabólica: diabetes melito, amiloidose (rara), drogas (tricíclicos, L-dopa)
- Inflamação: síndrome de Guillain-Barré
- Infecção: HIV, sífilis
- Tumores: paraneoplásica (câncer pulmonar da pequenas células), hipotalâmicos
- Degenerativa: doença de Parkinson, atrofia de múltiplos sistemas, síndrome de Shy-Drager
- Disautonomia familiar (síndrome de Riley-Day)

Drogas: Anti-hipertensivos, diuréticos, nitratos, antidepressivos, tranqüilizantes
Insuficiência de veia do membro inferior

HIPOTIREOIDISMO

Primário

Congênito: atireose, disormonogênese, deficiência de iodo
Adquirido:
- Auto-imune (tireoidite de Hashimoto)
- Iatrogênico (cirurgia, iodo radioativo, drogas, como a amiodarona, lítio, tionamidas)
- Deficiência/excesso de iodo

HIPOTIREOIDISMO (CONTINUAÇÃO)

Secundário

Doença hipotalâmica/hipofisária

HIRSUTISMO

Familiar, racial (comum em algumas populações mediterrâneas e do subcontinente indiano)
Ovários: SOPC, tumores ovarianos secretores de andrógeno (arrenoblastoma, que é um tumor das células de Sertoli-Leydig)
Supra-renais: hiperplasia congênita da supra-renal, tumores da supra-renal secretores de andrógeno, síndrome de Cushing
Drogas: ciclosporina, andrógenos, minoxidil, fenitoína
Hipersensibilidade do órgão-alvo

HOMOCISTEÍNA, ↑

Genética: deficiência de cistationa β-sintetase, polimorfismo de MTHFR
Deficiência vitamínica: B_6, B_{12}, folato
Drogas: metotrexato, teofilina, fenitoína
Doença: hipotireoidismo, insuficiência renal, câncer de mama/ovário
Estilo de vida: idade mais alta, tabagismo, ↑↑ consumo de café

I

ICTERÍCIA

Pré-hepática

Hemólise (*Ver* Anemia hemolítica), eritropoiese ineficaz, ↓ glicuronidação (síndrome de Gilbert, síndrome de Crigler-Najjar)

Hepatocelular

Viral: A, B, C; (outras infecções: CMV, VEB, toxoplasmose, leptospirose, febre Q)
Drogas (paracetamol, drogas antituberculose, estatinas, valproato de sódio, halotano), toxinas, medicamentos com ervas
Hepatite alcoólica
Hepatite auto-imune
Cirrose, metástases hepáticas, abscesso hepático
Doença de Wilson, hemocromatose, deficiência de α1-antitripsina, síndrome de Budd-Chiari
Septicemia
Síndrome de Dubin-Johnson, síndrome de Rotor

Obstrutiva

Cálculos biliares (no colédoco)
Carcinoma da cabeça do pâncreas/ampola de Vater/ducto biliar
Linfadenopatia na porta hepática
Estenose benigna (após procedimentos invasivos)
Drogas: (antibióticos, CCOs, clorpromazina, sulfoniluréias, ouro)
Colangite esclerosante primária, cirrose biliar primária
Parasitas, como o esquistossomo/fascíola, pancreatite, colangiopatia por AIDS

IMPOTÊNCIA

Psicogênica (os pacientes podem ter ereções matinais)
Drogas: álcool, antidepressivos, betabloqueadores, maconha, diuréticos (espironolactona), tranqüilizantes maiores
Distúrbios endócrinos: hipogonadismo/deficiência de andrógeno, hipertireoidismo, prolactinomas, acromegalia
Neurológica: neuropatia autônoma (diabetes melito, uremia), lesão de nervo depois de cirurgia do colo vesical/próstata, esclerose múltipla
Doença vascular (aterosclerose)

INCONTINÊNCIA

Urinária: *Ver* Incontinência urinária
Fecal: *Ver* Incontinência fecal

INCONTINÊNCIA FECAL

Diarréia (*Ver* Diarréia)
Hiperfluxo (impactação fecal, neoplasia retal)

INCONTINÊNCIA FECAL (CONTINUAÇÃO)

Anormalidade do assoalho pélvico: trauma acidental, como em fratura pélvica, cirurgia anorretal, trauma obstétrico perinatal, prolapso retal

Neurológica: epilepsia, compressão medular, AVC, esclerose múltipla, trauma e tumores (cérebro, medula espinal, cauda eqüinal), neuropatia periférica (p. ex., diabetes), demência, doença de Parkinson

Congênita: meningomielocele, anomalias anorretais

INCONTINÊNCIA URINÁRIA

Incontinência de esforço

Sexo feminino: fraqueza do assoalho pélvico/descida do colo vesical (gravidez, parto vaginal, obesidade, menopausa)

Sexo masculino: cirurgia da próstata (dano do esfíncter uretral externo)

Incontinência de urgência

Instabilidade do detrusor (idiopática, secundária a obstrução do fluxo urinário, perda da inibição supra-espinhal com lesões do NMS, como em AVCs, EM, compressão da medula espinal: lesões de disco/tumores espinais, trauma da medula espinal/crânio)

Cálculo vesical, tumor, infecção (cistite)

Incontinência contínua

Retenção crônica/hiperdistensão/hiperfluxo:

- Obstrução do fluxo urinário (*ver* Retenção urinária)
- Atonia vesical por lesão de fibras parassimpáticas S2, S3 e S4 na medula espinal inferior, cauda eqüina ou pelve, neuropatia autonômica diabética
- Fístula (vesicovaginal) secundária a trabalho de parto obstruído, cirurgia, malignidade, radioterapia

Obs.: Instabilidade do detrusor e retenção/hiperdistensão crônica da bexiga que também pode causar incontinência de esforço

INDIGESTÃO

Ver Dispepsia

INFERTILIDADE

Feminina

Anovulação (hipogonadismo primário e secundário)

Obstrução das tubas uterinas (pós-infecção/inflamação/cirurgia: aderências)

Anormalidades da cavidade uterina (fibróides, endometriose)

Anormalidades cromossômicas

Síndrome antifosfolípides

(*Obs.:* deve ser realizado espermograma [densidade e motilidade dos espermatozóides] para excluir infertilidade pelo fator masculino)

Masculina

Hipogonadismo (primário e secundário)
Varicocele
Espermatozóides imóveis
Obstrução do epidídimo ou do canal deferente
Distúrbios no coito

INSÔNIA

Autolimitada: estresse, viajante, etc.
Psicogênica: depressão, mania, ansiedade
Médica: drogas, abstinência de antidepressivos/hipnóticos, cafeína, dor, prurido, nictúria, asma, alcoolismo, apnéia, tinido, distonia

INSUFICIÊNCIA AÓRTICA

Lesão/anormalidades da cúspide valvar: endocardite infecciosa, febre reumática, trauma, valva aórtica bicúspide
Dilatação da aorta e do anel valvar: dissecção aórtica, aortite (como na sífilis), artrites (artrite reumatóide, artrites soronegativas, como a espondilite anquilosante, síndrome de Reiter), ↑↑ PA
Outras: síndrome de Marfan, pseudoxantoma elástico, síndrome de Ehlers-Danlos, osteogênese imperfeita, doença inflamatória intestinal

INSUFICIÊNCIA MITRAL

Cardiopatia reumática
Endocardite infecciosa
Prolapso da valva mitral
Ruptura (depois de IM) ou disfunção (cardiopatia isquêmica/miocardiopatia) do músculo papilar
Ruptura das cordas tendíneas e valva mitral frouxa associada à doenças do tecido conjuntivo (pseudoxantoma elástico, osteogênese imperfeita, síndrome de Ehlers-Danlos, síndrome de Marfan, LES)
Insuficiência mitral funcional: secundária à dilatação do ventrículo esquerdo

INSUFICIÊNCIA RESPIRATÓRIA

Tipo 1: *Ver* Gasometria arterial
Tipo 2: *Ver* Gasometria arterial

INSUFICIÊNCIA TRICÚSPIDE

Congênita: anomalia de Ebstein (valva tricúspide mal posicionada), valva tricúspide com fenda no CIA tipo óstio *primum*
Endocardite infecciosa (comum em usuários de drogas IV)
Cardiopatia reumática (associada à estenose tricúspide ou outra doença valvar)
Síndrome carcinóide, cirrose (longa duração). Drogas: fenfluramina, metisergida, fibrose endomiocárdica (pode se associar à hipereosinofilia)

INSUFICIÊNCIA TRICÚSPIDE (CONTINUAÇÃO)

Funcional: conseqüência de dilatação do ventrículo direito (como na hipertensão pulmonar, infarto do miocárdio), prolapso de valva (na síndrome de Marfan)

Iatrogênica: radioterapia de tórax, IT vista depois de valvotomia mitral bem-sucedida para estenose mitral

INTERVALO PR

Longo

Bloqueio atrioventricular (AV) de primeiro grau

Curto

Síndrome de Wolff-Parkinson-White
Síndrome de Lown-Ganong-Levine
Miocardiopatia obstrutiva hipertrófica, distrofia muscular de Duchenne

INTERVALO QT

Longo

Hipotermia
Hipocalcemia, hipocalemia, hipomagnesemia
Congênito: síndrome de Romano-Ward, síndrome de Jervell-Lange-Nielsen
Drogas: antidepressivos tricíclicos, cloroquina, antiarrítmicos Classe Ia
IM agudo, miocardite aguda
Lesão cerebral

Curto

Hipertermia
Hipercalcemia
Digoxina

IRITE

Ver Uveíte

IRRITAÇÃO DA GARGANTA

Faringite (viral)
Tonsilite estreptocócica
Mononucleose infecciosa
Faringite gonocócica
Difteria

Com úlceras faríngeas

Herpes simples
Herpangina
Angina de Vincent (infecção por fusoespiroquetas)
Candidíase

J

JUNTA DE CHARCOT

Diabetes melito
Sífilis *(tabes dorsalis)*
Siringomielia
Lepra
Outros: bouba, neuropatia sensitiva progressiva, doença de Charcot-Marie-Tooth, neurofibromatose (pressão sobre raízes nervosas sensitivas)

L

LACRIMEJAMENTO

Má posição puntal/palpebral
Estenose puntal
Bloqueio do ducto nasolacrimal/saco lacrimal
↑ Produção de lágrimas (pode ocorrer paradoxalmente) em pacientes com xeroftalmia

LCR

↑ Leucócitos

Predominantemente linfócitos

Meningite infecciosa: meningite/meningoencefalite viral, tuberculose, fúngica (criptococo), por listeria, sífilis
Doenças inflamatórias, como a doença de Behçet, sarcoidose, LES, esclerose múltipla
Malignidade (infiltração meníngea): linfoma, leucemia, outros tumores
Drogas: AINEs, trimetoprima

Predominantemente neutrófilos

Meningite bacteriana
Abscesso cerebral fazendo erosão nos ventrículos
Fase inicial de meningite viral (primeiras 24-48h)

↓ Glicose

Meningite bacteriana
Meningite por tuberculose
Meningite fúngica (criptococo)
Ocasionalmente, meningite por caxumba e encefalite herpética
Sarcoidose, vasculites do SNC, meningite carcinomatosa

Células normais, ↑ proteína (dissociação albuminocitológica)

Bloqueio espinal (tumor, abscesso epidural)
Tumor
Síndrome de Guillain-Barré

LESÕES ANULARES DA PELE

Tinea do corpo
Urticária
Pitiríase rósea
Granuloma anular
Sarcoidose

Lúpus eritematoso cutâneo subagudo
Eritema anular centrífugo
Eritema crônico migratório
Eritema multiforme
Eczema numular
Psoríase
Lepra

LESÕES BOLHOSAS DA PELE

Picadas e mordidas de animais (insetos/cobras), queimaduras
Infecções: impetigo, celulite, viral (VVZ, HSV, coxsackie) fúngica (*tinea* do pé, reação idiossincrática), escabiose
Pênfigo, penfigóide
Gravidez: herpes gestacional
Porfiria cutânea tarda
Dermatite herpetiforme (associada à doença celíaca)
Diabetes
Drogas
Eczema (mãos e pés)
Eritema multiforme
Epidermólise bolhosa congênita, epidermólise bolhosa adquirida (associada à doença inflamatória intestinal, malignidade interna, amiloidose)

LESÕES DO NEURÔNIO MOTOR INFERIOR

Exemplos incluem:
- Célula do corno anterior: doença do neurônio motor, poliomielite
- Raiz medular: protrusão de disco cervical e lombar
- Nervos periféricos: trauma, encarceramento, mononeurite múltipla, polineuropatia

Ver também Paralisias de nervos cranianos

LESÕES DO NEURÔNIO MOTOR SUPERIOR

Ver Hemiparesia e Paraparesia espástica

LESÕES DOS NERVOS CRANIANOS

III

Vascular:
- Aneurisma: artéria comunicante posterior, basilar (no tronco cerebral), no seio cavernoso
- Infarto no tronco cerebral
- Infarto no tronco nervoso (causas "clínicas"), diabetes, hipertensão, LES, poliarterite nodosa, arterite de células gigantes
- Trombose: no seio cavernoso

LESÕES DOS NERVOS CRANIANOS (Continuação)

Inflamação/infiltração das meninges basais: tuberculose, sarcóide, linfoma, carcinoma, sífilis
Tumor: tronco cerebral, seio cavernoso, fissura orbitária superior/tumor/granuloma de órbita
Hérnia tentorial ("formação de cone")
AVC de tronco, doença desmielinizante de tronco, tumor de tronco
Meningite infecciosa/carcinomatosa
Tumor orbitário
Infarto de tronco nervoso

IV

Traumatismo craniano

V

Sensitivo: neuralgia do trigêmeo, herpes zoster, carcinoma rinofaríngeo
Tumor do ângulo pontocerebelar (neuroma do vestibulococlear, meningioma)
AVC/tumor/desmielinização do tronco cerebral
Lesões do seio cavernoso (aneurisma, tumor, trombose)
Infiltração neoplásica da base do crânio
Petrosite (síndrome de Gradenigo)

VI

Lesão da irrigação do nervo (vasa *nervorum*): diabetes melito, hipertensão
Falso sinal "localizador" de hipertensão intracraniana
AVC/desmielinização/tumor do tronco cerebral, síndrome de Wernicke-Korsakoff
Lesões do seio cavernoso
Tumor do ângulo pontocerebelar
Meningite infecciosa/carcinomatosa
Petrosite (síndrome de Gradenigo)
Tumor orbitário

VII

Ver Paralisia do nervo facial

Paralisias múltiplas

Trauma
Infiltração meníngea basal: carcinoma, tuberculose, sarcóide, linfoma, leucemia
Lesões do tronco cerebral (AVE, tumor)
Síndrome de Guillain-Barré
Mononeurite múltipla
Malformação de Arnold-Chiari
Doença de Paget
Ver também lesões dos nervos cranianos inferiores em Paralisia bulbar/pseudobulbar e síndrome do forame jugular

LEUCOPLASIA

Trauma/fricção
Infecção: HIV, candidíase, sífilis

LINFADENOPATIA

Infecção:

- Bacteriana, tuberculose, menos comumente: brucelose, sífilis, doença da arranhadura do gato
- Viral (HIV, VEB, CMV, rubéola, sarampo)
- Toxoplasmose, filariose, fúngica (coccidioidomicose)

Doença inflamatória/do tecido conjuntivo: artrite reumatóide, sarcoidose, LES
Malignidade: metástases, linfoma, leucemia
Rara: tireotoxicose, histiocitose, psoríase, eczema, fenitoína

LINFOCITOSE

Ver Contagem de leucócitos

LINFOPENIA

Ver Contagem de leucócitos

LÍNGUA

Saburrosa

Tabagistas
Respiradores bucais
Drogas, como os antibióticos
Desidratação
Doenças GI

Língua dolorosa

- Úlceras: infecção (herpes simples), inflamatória (doença de Behçet), malignidade
- Glossite (deficiência de ferro/folato/vitamina B/riboflavina, candidíase). *Ver* Glossite
- Língua dolorosa fisiologicamente normal
- Psicogênica

Edema (*Ver* Macroglossia)

Ulceração

- Úlcera aftosa
- Trauma dentário
- Tumor
- Sífilis

LIPODISTROFIA PARCIAL

Parcial

Congênita
Drogas para o HIV: inibidores das proteases
Associada à glomerulonefrite membranoproliferativa (tipo II)

Local

Idiopática
Injeção (insulina)
Pressão
Paniculite

LIVEDO RETICULAR

Crioglobulinemia, lúpus eritematoso sistêmico, síndrome do antifosfolípide, poliarterite nodosa
Embolia por colesterol

M

MACICEZ NA BASE DO PULMÃO

Derrame pleural
Espessamento pleural (tuberculose antiga, empiema, mesotelioma)
Colapso da base
Elevação de hemidiafragma (hepatomegalia, paralisia do nervo frênico)

MACROGLOSSIA

Hipotireoidismo
Amiloidose
Acromegalia
Mucopolissacaridose
Síndrome de Down
Infecções crônicas, como a tuberculose
Lesões ocupantes de espaço, como os rabdomiossarcomas

MÁCULAS HIPOPIGMENTADAS

Pós-inflamatórias
Vitiligo
Pitiríase versicolor
Nevo pigmentado
Sarcoidose
Esclerose tuberosa
Linfoma de células T (cutâneo)
Lepra

MANCHA VERMELHO-CEREJA

Oclusão da artéria central da retina (trombose, embolia, espasmo, arterite de células gigantes)
Doenças de depósito lisossômico: sialidose, doença de Tay-Sachs, doença de Niemann-Pick, leucodistrofia metacromática
Intoxicação por CO

MANCHAS ALGODONOSAS

Diabetes (retinopatia pré-proliferativa)
Retinopatia hipertensiva
Oclusão da veia da retina
Retinopatia pelo HIV
Distúrbios hematológicos: anemia, leucemia, estados de hiperviscosidade
LES, poliarterite nodosa, dermatomiosite
Papiledema

MANCHAS CAFÉ-COM-LEITE

Neurofibromatose
Esclerose tuberosa
Síndrome de McCune-Albright
Anemia de Fanconi

MANCHAS DE ROTH

Endocardite infecciosa
Leucemia
Anemia
Vasculite: PAN, LES

MÃO CAÍDA

Lesão do nervo radial: trauma (p. ex., secundário a um período prolongado de postura anormal do braço)
Mononeurite múltipla. *Ver* Mononeurite múltipla
Lesão da raiz C7

MARCADORES TUMORAIS, ↑

Alfa-fetoproteína: hepatoma, tumor de células germinativas, gravidez, hepatite, cirrose, defeitos do tubo neural abertos
CA 125: câncer de ovário, outras malignidades (mama, endométrio, pulmão, pâncreas). Patologias benignas (endometriose, fibróides, doença inflamatória pélvica, peritonite, cirrose)
CA 15-3: câncer de mama, doença mamária benigna
CA 19-9: câncer do pâncreas, câncer colorretal, colestase
CEA: câncer colorretal, carcinoma medular da tireóide, cirrose, pancreatite, tabagismo
HCG: gravidez, tumores de células germinativas, mola hidatiforme, coriocarcinoma
PLAP: seminoma, tabagismo, gravidez, carcinoma de ovário
PSA: câncer de próstata, hiperplasia benigna da próstata, prostatite, toque retal (PSA também ↑ com a idade e o tamanho da glândula)

MARCHA

Marcha antálgica devido à dor
Discrepâncias de comprimento dos membros inferiores
Gingada: *Ver* Miopatia proximal
Espástica, tesouras: *Ver* Paraparesia espástica
Com base alargada: *Ver* Ataxia
Festinante, marcha arrastada: doença de Parkinson
Marcha escarvante: paralisia do nervo fibular, doença de Charcot-Marie-Tooth, pólio antiga, intoxicação por metais pesados, como pelo chumbo
Marchas apráxicas: lesões do lobo frontal

MASSAS ABDOMINAIS

Ver Massas e tumefações

MASSAS E TUMEFAÇÕES

Abdome

Hipocôndrio direito

Hepatomegalia (*Ver* Hepatomegalia)
Aumento da vesícula biliar (empiema, mucocele, obstrução do colédoco, como em casos de câncer do pâncreas e massa na vesícula)
Aumento do rim (*Ver* Aumento de volume do rim)
Massa colônica

Epigástrio

Carcinoma gástrico
Massa pancreática: carcinoma, pseudocisto
Fígado: lobo esquerdo, nódulo pós-necrótico de um fígado cirrótico
Retos abdominais grandes

Hipocôndrio esquerdo

Esplenomegalia
Aumento do rim
Câncer do pâncreas

Fossa ilíaca direita

Carcinoma do ceco
Doença de Crohn
Massa no apêndice
Tuberculose (ileocecal)
Linfadenopatia ilíaca
Cisto ovariano
Rim pélvico transplantado

Fossa ilíaca esquerda

Cólon sigmóide sobrecarregado (especialmente na constipação)
Doença diverticular
Câncer de cólon
Doença de Crohn
Tuberculose (ileocecal)
Linfadenopatia ilíaca
Cisto ovariano
Rim pélvico transplantado

MASSAS E TUMEFAÇÕES (Continuação)

Suprapúbicas

Aumento da bexiga
Útero gravídico
Fibróides
Cisto ovariano

Inguinais

Hérnias (inguinal, femoral)
Linfadenopatia
Vasculares: variz de safena, aneurisma femoral
Abscesso do psoas
Testículo ectópico/que não desceu
Lipoma da medula
Hidrocele da medula

Escrotal

Hérnia inguinal indireta
Hidrocele
Cisto do epidídimo
Espermatocele
Tumor testicular
"Goma sifilítica"
Tumefações dolorosas (*Ver* Dor e edema do testículo)

MASTALGIA

Dor cíclica nas mamas
Infecção (abscesso da mama, mastite)
Doença maligna
Ectasia de ductos
Necrose lipoídica
Dor na parede torácica: costocondrite, tromboflebite superficial

MEGACÓLON

Doença inflamatória intestinal
Colite isquêmica
Colite pseudomembranosa
Colite amebiana
Colite por CMV (em pacientes com infecção pelo HIV/AIDS)
Tripanossomíase (América do Sul)

MENORRAGIA

Distúrbios anatômicos locais: fibróides, pólipos (uterinos e cervicais), adenomiose, endometriose, malignidade (cervical, endometrial, ovariana), pélvicos crônicos
Problemas sistêmicos: hipertireoidismo, coagulopatias (como na doença de von Willebrand), anticoagulantes)
Sangramento uterino disfuncional

METEMOGLOBINEMIA

Drogas: dapsona, nitratos, nitritos, primaquina, quinolonas, sulfasalazina
Congênita

MIALGIA

Miopatia: metabólica, inflamatória, infecciosa, medicamentosa, álcool (*Ver* Fraqueza muscular proximal)
Hematoma muscular, abscesso muscular
Infecção: sistêmica
Doença inflamatória/do tecido conjuntivo
Malignidade
Hipertermia maligna
Doença de Parkinson
Polimialgia reumática
Fibromialgia
Síndrome da fadiga crônica

MICROSCOPIA DO SEDIMENTO URINÁRIO

Bactérias

Infecção do trato urinário
Bacteriúria assintomática
Contaminação

Cilindros

Cilindros de células epiteliais: glomerulonefrite aguda, necrose tubular aguda
Cilindros gordurosos: proteinúria moderada/pesada
Cilindros granulares finamente granulados: urina concentrada, diuréticos (de alça), exercício, febre
Cilindros granulares densamente granulados: glomerulonefrite, nefrite intersticial, nefropatia diabética, amiloidose
Cilindros hialinos: mesmo que os cilindros granulares finamente granulados
Cilindros hemáticos: glomerulonefrite, vasculite, hipertensão maligna
Cilindros céreos: insuficiência renal avançada
Cilindros leucocitários: pielonefrite, glomerulonefrite proliferativa

Células

Leucócitos: ITU (pielonefrite, cistite, uretrite), piúria sem bacteriúria: cultura inibida por antibacteriano ou condições de crescimento erradas para organismos fastidiosos, tuberculose, cálculos renais/vesicais, glomerulonefrite, nefrite intersticial, nefropatia por analgésicos, cistite química
Hemácias: *Ver* Hematúria
Células tumorais: malignidade geniturinária: p. ex., câncer de bexiga, infiltração do parênquima renal, p. ex., linfoma

MICROSCOPIA DO SEDIMENTO URINÁRIO (CONTINUAÇÃO)

Cristais

Oxalato de cálcio (em forma de halteres, em forma de envelope, em forma de agulha)
Fosfato de cálcio
Cistina (em forma hexagonal)
Fosfato de amônio-magnésio (em forma de tampa de caixão)
Ácido úrico (placas rômbicas, rosetas)

MIDRÍASE

Drogas: gotas de colírio cicloplégico (antimuscarínicos, como a atropina, ciclopentolato, tropicamida), superdosagem (cocaína, anfetamina, glutetimida), intoxicação, como pela *belladonna*
Trauma: iridoplegia pós-traumática, iridectomia, implante de cristalino
Paralisia do terceiro nervo
Pupila de Holmes-Adie (degeneração do nervo para o gânglio ciliar)
Glaucoma agudo de ângulo fechado
Coma profundo, morte cerebral

MIOCLONIA

Congênita
Encefalopatia metabólica aguda
Doença de Creutzfeldt-Jakob
Doença de Alzheimer
Doenças do armazenamento lisossômico, tais como a doença de Gaucher e a de Tay-Sachs

MIOGLOBINÚRIA

Trauma, cirurgia
Isquemia, imobilidade, coma
Exercício vigoroso, crises convulsivas
Miosite
Metabólica: hipocalemia, hipofosfatemia
Drogas/toxinas: fibratos, estatinas, álcool, CO
Outras causas: hipertermia maligna, síndrome neuroléptica maligna, distúrbios musculares hereditários

MIOSE

Reagente à luz

Idade avançada
Síndrome de Horner

Não-reagentes

Drogas: gotas oculares de pilocarpina, opiáceos
Pupila de Argyll Robertson (pupilas irregulares)
Uveíte anterior (↑↑ reflexo fotomotor)
Lesão pontina

MONOARTRALGIA

Articular

Infecção: artrite séptica (estafilococos, gonococos, bacilos gram-negativos, tuberculose, doença de Lyme)
Trauma, hemartrose (hemofilia)
Gota/pseudogota
Artrite reumatóide, osteoartrite
Artrites soronegativas (artrite reativa, artrite enteropática [DII, doença de Whipple], espondilite anquilosante, artrite psoriática)
Sistêmicas: LES, síndrome de Sjögren, sarcoidose, doença de Behçet, vasculite
Malignidade

Extra-articular

Bursite, tenossinovite, celulite

MONOCITOSE

Ver Contagem de leucócitos

MONONEURITE MÚLTIPLA

Infecção: HIV, herpes zoster, doença Lyme, lepra
Inflamação: vasculite (primária, como na PAN, granulomatose de Wegener, síndrome de Churg-Strauss, crioglobulinemia; secundária: artrite reumatóide, LES), sarcoidose, síndrome de Sjögren, doença de Behçet
Metabólica: diabetes melito
Malignidade: infiltração (linfoma, carcinoma)
Neuropatia hereditária: tendência a paralisias por pressão?

N

NARIZ EM SELA

Trauma
Sífilis congênita
Granulomatose de Wegener
Policondrite recidivante
Lepra lepromatosa

NÁUSEAS

Ver Vômito

NECROSE AVASCULAR

Fratura (escafóide, colo do fêmur)
Radioterapia
Célula falciforme
Esteróides
Síndrome de Cushing
Doenças do tecido conjuntivo (como artrite reumatóide, LES)
Gravidez
Pancreatite
Álcool
Outras causas: doença de Fabry, doença de Gaucher; doença da descompressão (em mergulhadores de grandes profundidades)

NECROSE CUTÂNEA

Varfarina, deficiência de proteína C/S, CIVD (septicemia meningocócica)
Vasculite (Primária: granulomatose de Wegener, crioglobulinemia; Secundária: LES, artrite reumatóide)
Doença vascular periférica
Embolia: de colesterol, endocardite bacteriana subaguda
Piodermite gangrenosa
Paniculite (idiopática, pancreatite)
Calcifilaxia (vasculite de pequenos vasos causando necrose de pele associada à insuficiência renal terminal, ↑ Ca^{2+} e fosfato)

NEOVASCULARIZAÇÃO DA RETINA

Retinopatia proliferativa diabética
Trombose da veia da retina
Anemia falciforme
LES
Síndrome isquêmica ocular (devido à doença oclusiva da carótida)
Doença de Eales (vasculite periférica da retina)

NEUTROFILIA

Ver Contagem de leucócitos

NEUTROPENIA

Ver Contagem de leucócitos

NICTÚRIA

Ver Freqüência

NISTAGMO

Fisiológico: no olhar lateral extremo
Pendular (movimentos para frente e para trás têm velocidade igual): congênito
Rítmico (estão presentes fase lenta e fase rápida):
- Labirintite **a**guda, outras doenças da orelha interna (labirinto/nervo vestibular), como a doença de Ménière, a vertigem posicional benigna (restos otoconiais nos canais semicirculares), neuronite vestibular, neuroma do vestibulococlear
- Núcleos do tronco cerebral (***b**rainstem,* em Inglês): vascular (AVE), inflamação (esclerose múltipla, tumor), tóxica (alcoolismo)
- Doença **c**erebelar (*Ver* Sinais cerebelares)
- **D**rogas (como a fenitoína)

Também se vê nistagmo na oftalmoplegia internuclear (↓ adução no lado da lesão, nistagmo no olho contralateral em abdução)

Obs.: Em **A**: perda de audição, tinido e vertigem podem estar presentes, a fase rápida é em direção contralateral à lesão. Em **C**, estão presentes outros sinais cerebelares, e a fase rápida é para o lado da lesão.

Nistagmo rotatório: lesão no labirinto ou no tronco cerebral
Nistagmo vertical: drogas ou lesão do tronco cerebral. Se houver batimento para baixo no olhar para baixo: aponta a região do forame magno

NÓDULOS DE OSLER

Endocardite bacteriana subaguda
LES
Anemia hemolítica
Infecção gonocócica

NÓDULOS MAMÁRIOS

Fibroadenoma
Cisto
Câncer
Necrose lipoídica

NÓDULOS MAMÁRIOS (Continuação)

Galactocele
Ectasia de ducto
Abscesso
Nódulos não-mamários: lipomas, cistos sebáceos

NORMOBLASTOS

Infiltração medular
Hemólise
Hipoxia

O

OBSTRUÇÃO DO TRATO URINÁRIO

Na luz: cálculos, tumor, coágulos, papilas renais que se desprenderam (AINEs, diabetes melito, células falciformes)

Na parede: estenose (ureteral/uretral), defeito de peristaltismo, bexiga neurogênica

Pressão vinda de fora: massa prostática/pélvica, fibrose retroperitoneal, fimose

OFTALMOPLEGIA INTERNUCLEAR

Envolvimento do fascículo longitudinal medial no tronco cerebral:

Esclerose múltipla

Vascular: infarto, hemorragia

Gliomas

Encefalopatia de Wernicke

OLHOS SECOS

↓ Produção de lágrimas: ↓ Camada de lípides (blefarite), ↓ Camada aquosa (envolvimento das glândulas lacrimais: síndrome de Sjögren, artrite reumatóide, LES, cirurgia, radiação), ↓ Camada de mucina (↓ vitamina A, queimaduras, penfigóide cicatricial)

Epiteliopatia da córnea: disfunção do trigêmeo, uso de lentes de contato

Drogas: anti-histamínicos, antidepressivos, betabloqueadores, contraceptivos orais, diuréticos

↓ Fechamento das pálpebras: paralisia do nervo facial, doença de Graves, leitura prolongada

OLIGÚRIA

Desidratação

Insuficiência renal (aguda, crônica): pré-renal (choque), renal (necrose tubular aguda), pós-renal (cálculos, tumor, fibrose retroperitoneal)

ONDA P

Ausente

Fibrilação atrial

Hipercalemia

Bloqueio sinoatrial, ritmo juncional (nodal AV)

Alta

Hipertensão pulmonar (primária, secundária a embolia pulmonar, DPOC)

Estenose pulmonar

Estenose tricúspide

ONDA R, DOMINANTE EM V1

Hipertrofia do ventrículo direito, BR direito, embolia pulmonar
IM posterior
Miocardite
Síndrome de Wolff-Parkinson-White (via acessória no lado esquerdo)
Marca-passo mal localizado (no átrio esquerdo)

ONDA U

Normal
Hipocalemia
Hipercalcemia
Hipertireoidismo

ONDAS Q

Normal
- Se < 25% da altura da onda R seguinte ou com menos de 2 mm de profundidade
- Ondas Q "septais" nas derivações laterais
- Comuns em III, V_5-V_6

Infarto do miocárdio
Hipertrofia do ventrículo esquerdo
Bloqueio de ramo

ONDAS T

Altas

Hipercalemia
IAM agudo
Variante normal

Pequenas

Hipocalemia
Derrame pericárdico
Hipotireoidismo

Invertida

V_1-V_3/V_4

Variante normal (crianças e negros)
Bloqueio de ramo direito
Embolia pulmonar

V_2-V_5

IM sem onda Q
Miocardiopatia hipertrófica
Hemorragia subaracnóide, lítio

V_4-V_6 e lateral
Hipertrofia do ventrículo esquerdo
Isquemia do miocárdio
Associadas a BRE

ONICÓLISE
Psoríase
Infecção fúngica
Tireotoxicose
Trauma
Tetraciclinas

OPACIFICAÇÃO DA CÓRNEA
Úlcera de córnea, ceratite
Glaucoma com fechamento em ângulo agudo
Uveíte anterior (irite)

OTALGIA
Orelha externa
Trauma/hematoma subpericondral
Furúnculo
Otite externa
Dermóide de inclusão
Doenças malignas (p. ex., carcinoma celular escamoso, carcinoma celular basal)

Orelha média
Otite média
Mastoidite

Referida
Dentes
Língua (tumor do terço posterior)
Tonsilite, faringite
Articulação temporomandibular
Corpo estranho

Neurológica
Herpes zoster
Neuralgia do glossofaríngeo

OTORRÉIA
Aquosa: eczema do canal auditivo, LCR
Mucóide: otite média crônica supurativa com perfuração
Purulenta: otite externa aguda
Mucopurulenta/hemorrágica: trauma, carcinoma da orelha, otite média aguda
Com odor fétido: otite média crônica supurativa com colesteatoma

P

PALIDEZ

Racial, familiar
Choque
Síncope
Anemia
Endócrina: hipotireoidismo, hipopituitarismo
Outras causas: albinismo, vitiligo (generalizado), fenilcetonúria

PALPITAÇÕES

Febre, exercício, anemia, gravidez
Drogas (cafeína, nicotina, salbutamol, anticolinérgicos, vasodilatadores, cocaína)
Cardíacas: qualquer arritmia* (FA, extra-sístoles, TSV, TV), marca-passo, doença valvar, *shunts* cardíacos, miocardiopatia, mixoma atrial
Endócrinas: hipertireoidismo, feocromocitomas, hipoglicemia, mastocitose
Psiquiátricas: crises de pânico, transtorno de ansiedade generalizado, depressão, somatização
** Ver* Taquicardia

PANCITOPENIA

Anemia aplástica
- Congênita: de Fanconi
- Radiação
- Substâncias químicas: benzeno, inseticidas
- Drogas: cloranfenicol, citotóxicos, ouro
- Infecção: HIV, hepatite viral, sarampo
- Idiopática

Anemia megaloblástica
Infiltração da medula óssea
- Linfoma
- Leucemia (aguda)
- Metástase
- Mieloma
- Mielofibrose

LES, sepse, hiperesplenismo, hemoglobinúria noturna paroxística (HNP)

PAPILEDEMA

Ver Disco óptico

PARALISIA BULBAR E PSEUDOBULBAR

Paralisia bulbar: lesões de nervos cranianos (IX, X, XII) em três níveis diferentes:

Núcleos (tronco cerebral): vascular, infecção (polioencefalite), siringobulbia, tumor
Nervo: doença do neurônio motor, infiltração meníngea, síndrome de Guillain-Barré
Músculo: miastenia *gravis,* distrofia muscular, polimiosite

Paralisia pseudobulbar: lesão bilateral do NMS até a parte inferior do tronco cerebral

Esclerose múltipla
Doença do neurônio motor
Doença maligna
Doença vascular (envolvendo ambos os hemisférios)
Doença extrapiramidal

PARALISIA DO NERVO FACIAL

Unilateral

Paralisia de Bell (idiopática)
Trauma ou cirurgia da face
Tumores: tronco cerebral, ângulo pontocerebelar (neuroma do vestibulococlear), infiltração meníngea, glândula parótida
Vascular: infarto do tronco cerebral
Infecção (osso petroso): infecção da orelha média ou herpes zoster
Inflamação: sarcoidose (inflamação meníngea), esclerose múltipla (desmielinização no tronco cerebral)

Bilateral

Diplegia facial congênita
Síndrome de Guillain-Barré
Sarcoidose
Doença do neurônio motor
Miastenia *gravis*
Distrofia muscular
Infecções: doença de Lyme, HIV

PARALISIA DO OLHAR

Horizontal

Lesões pontinas ipsilaterais (formação reticular paramediana pontina) ou do lobo frontal contralateral
Vascular (infarto/hemorragia, malformações vasculares), tumor, desmielinização, infecção

PARALISIA DO OLHAR (Continuação)

Vertical

Lesões do mesencéfalo superior

Vascular (infarto/hemorragia, malformações vasculares), tumores (pinealoma/metastático), desmielinização, infecção, metabólica (p. ex., doença de Niemann-Pick, doença de Gaucher, abetalipoproteinemia), neurodegenerativa (síndrome de Steele-Rochardson: associada à disfunção extrapiramidal)

Obs.: na síndrome de Parinaud, paralisia do olhar vertical se associa a pupilas grandes e dissociação entre os reflexos fotomotor e de convergência

PARALISIA PSEUDOBULBAR

Ver Paralisia bulbar

PARAPARESIA ESPÁSTICA

Compressão medular (espondilose cervical, prolapso de disco, tumor secundário na coluna, tumor da medula espinal)
Esclerose múltipla
Doença do neurônio motor
Trauma, tocotraumatismo (paralisia cerebral)
Siringomielia

Outras causas

Vasculares: trombose da artéria espinal anterior, trombose de seio venoso, múltiplos infartos cerebrais
Infecção: mielite transversa (pós-infecciosa, como por micoplasma), HIV, HTLV-1 (paraparesia espástica tropical), sífilis
Tumores: meningioma para-sagital
Tóxicas/metabólicas: deficiência de B_{12} (degeneração combinada subaguda)
Congênitas: paraparesia espástica hereditária, ataxia de Friedreich

PARAPARESIA FLÁCIDA

Polineuropatias (*Ver* Polineuropatia)
Miopatias
Tabes dorsalis

PARAPROTEINEMIA

Mieloma múltiplo
Macroglobulinemia de Waldenström
Amiloidose primária
Gamopatia monoclonal (paraproteinemia benigna)
Linfoma, leucemia
Doença da cadeia pesada

PARESTESIAS

Neuropatia periférica, como no diabetes melito, alcoolismo, etc. (*Ver* Polineuropatia)
Encarceramento/compressão de nervo periférico, tal como em costela cervical, síndrome do túnel do carpo, herniação de disco
Doença da medula espinal, como na compressão de medula, raiz nervosa, esclerose múltipla
Raramente: lesões corticais/talâmicas
Hipocalcemia, como na alcalose respiratória e hipomagnesemia

PC-R, ↑

Infecção
Inflamação
Malignidade

PÉ CAVO

Doença de Charcot-Marie-Tooth
Ataxia de Friedreich
Poliomielite
Espina bífida
Siringomielia
Homocisteinúria

PELÍCULA DE SANGUE DIMÓRFICA

Deficiência de ferro parcialmente tratada
Deficiência mista de ferro e B_{12}/folato
Hepatopatia
Pós-transfusão
Pós-gastrectomia
Anemia sideroblástica

PERCUSSÃO

Maciça

Derrame pleural (maciço pétreo)
Colapso
Consolidação
Fibrose
Espessamento pleural

Timpânica

Pneumotórax
DPOC (hiperinsuflação)

PERDA DE CABELOS

Ver Alopecia

PERDA DE CONSCIÊNCIA

Ver "Síncope"

PERDA DE MEMÓRIA

Ver Amnésia

PERDA DE PESO

Voluntária: dieta, exercício

Com ↑ apetite

Acentuado ↑ da atividade física
Síndromes de má absorção
Endócrino: hipertireoidismo, diabetes melito não controlado, feocromocitomas

Com ↓ apetite

Doença sistêmica crônica
- Infecções (como tuberculose, brucelose, endocardite bacteriana subaguda, HIV)
- Malignidade
- Doenças cardiopulmonares
- Doença gastrointestinal
- Doenças endócrinas, como a doença de Addison

Psiquiátrica: depressão, distúrbio alimentar (anorexia nervosa)
Drogas: antidepressivos, L-dopa, digoxina, metformina, AINEs, álcool, opiáceos, anfetamina, cocaína

PERDA VISUAL

Súbita

Unilateral

Amaurose fugaz
Oclusão da veia central da retina
Oclusão da artéria central da retina
Hemorragia do vítreo
Descolamento da retina
Arterite de células gigantes
Neurite óptica

Bilateral

Papiledema bilateral grave (hipertensão maligna, ↑↑ pressão intracraniana)
Progressão rápida de uma lesão comprimindo o quiasma óptico
Infartos bilaterais dos lobos occipitais
Neurite óptica bilateral (rara)

Gradual

Catarata
Glaucoma
Retinopatia diabética
Degeneração macular (relacionada à idade)
Compressão do nervo óptico

PERICARDITE

Idiopática
Infecção (viral, como por coxsackie, VEB, varicela, caxumba, HIV; bacteriana, como por estreptococo, tuberculose; fúngica)
Doenças inflamatórias/do tecido conjuntivo: artrite reumatóide, LES
Infarto do miocárdio
Malignidade
Mixedema
Uremia
Radioterapia
Cirurgia/trauma
Drogas: hidralazina, isoniazida

PESCOÇO ALADO

Síndrome de Turner
Síndrome de Klippel-Feil

PETÉQUIAS

Ver Púrpura

PIGMENTAÇÃO

Ver Hiperpigmentação e Máculas hipopigmentadas

PIGMENTAÇÃO ORAL

Racial (africanos, asiáticos)
Pós-trauma/inflamação
Síndrome de Peutz-Jeghers
Doença de Addison
Acantose *nigricans*
Erupções fixas por drogas
Intoxicação por metais pesados

PIODERMITE GANGRENOSA

Doença inflamatória intestinal, hepatite auto-imune
Artrite reumatóide, artrites soronegativas
Hematológica: leucemia, mieloma, policitemia rubra vera
Granulomatose de Wegener
Idiopática (50%)

PIÚRIA ESTÉRIL

Tuberculose, ITU tratada inadequadamente, ITU com solicitação de cultura fastidiosa
Bexiga: tumor, cistite química (citotóxicos)
Cálculos
Necrose da papila renal (excesso de analgésicos), nefrite intersticial, doença policística do rim
Prostatite
Apendicite

PLAQUETAS

↓ Produção

Insuficiência da medula óssea

Mieloma, mielofibrose, infiltração da medula óssea (linfoma, carcinoma), anemia (megaloblástica, aplástica), leucemia
Drogas: citotóxicos, cloranfenicol, álcool, radioterapia
↓ Megacariócitos: substâncias químicas, drogas (co-trimoxazol), infecção viral

↑ Destruição/consumo

Auto-imune (PTI)
LES, LLC, linfoma
Infecções (malária, viral, como pelo HIV)
Drogas (analgésicos, antibióticos, anticonvulsivante, antidiabéticos, heparina, quinidina, quinino)
CIVD, PTT, SHU
Seqüestro: resto esplênico devido à esplenomegalia
Perda dilucional (transfusão maciça de sangue armazenado)
Por artefato: coagulação do sangue na amostra

Distúrbios funcionais

Doença de Bernard-Soulier
Trombastenia de Glanzmann
Doença do *pool* de armazenamento
Hepatopatia, distúrbios mieloproliferativos, paraproteinemia, aspirina, uremia

↑ Plaquetas (trombocitose)

Secundária

Perda de sangue
Infecção
Inflamação (doença de Kawasaki)
Malignidade (doença de Hodgkin)
Esplenectomia
Trauma/cirurgia

PRIMÁRIA

Trombocitopenia essencial
Policitemia vera
Mielofibrose (inicialmente; mais tarde, trombocitopenia)
Mielodisplasia
LMC

POIQUILOCITOSE

Anemia ferropriva
Talassemia
Mielofibrose

POLIARTRALGIA

Infecção: artrite séptica disseminada (estafilocócica, gonocócica), viral (enterovírus, VEB, HIV, Hepatite B, caxumba, rubéola), febre reumática, doença de Lyme, tubérculo
Gota/pseudogota
Artrite reumatóide, osteoartrite (generalizada)
Artrite soronegativa: (**R**eativa/de Reiter, **E**nteropática [de Whipple, DII], espondilite **a**nquilosante, artrite **p**soriática)
Doenças sistêmicas: LES, sarcóide, de Sjögren, de Behçet, vasculites primárias, polimialgia reumática
Outras causas: hemocromatose, células falciformes, malignidade (osteoartropatia pulmonar hipertrófica)

Polimialgia migratória

Artrite gonocócica
Febre reumática

POLICITEMIA

Policitemia relativa: desidratação (álcool, diuréticos), síndrome de Gaisböck
Policitemia verdadeira:
  Primária: policitemia rubra vera
  Secundária: aumento apropriado da eritropoietina: hipoxia crônica, como nas grandes altitudes, doença pulmonar crônica, cardiopatia cianótica. Aumento impróprio da eritropoietina, como no carcinoma de células renais/cistos, hepatoma, hemangioblastoma cerebelar, fibróides

POLICROMASIA

Hemorragia
Hematínicos (sulfato ferroso, B_{12})
Hemólise, diseritropoiese

POLIDIPSIA

Ver Poliúria

POLINEUROPATIA

Infecção: HIV, doença de Lyme, lepra, difteria

Inflamação: síndrome de Guillain-Barré, neuropatia desmielinizante inflamatória crônica, síndrome de Sjögren, sarcoidose, LES, vasculites (como na poliarterite nodosa)

Tumores: paraneoplásica, paraproteinemia

Tóxica: álcool, metais pesados (chumbo), inseticidas, drogas (cisplatina, vincristina, amiodarona, metronidazol, fenitoína, isoniazida, nitrofurantoína, ouro)

Metabólica: diabetes melito, hipotireoidismo, deficiência de B_2/tiamina, amiloidose, uremia

Hereditária: abetalipoproteinemia, porfiria, síndrome de Charcot-Marie-Tooth, síndrome de Refsum, doenças do armazenamento lisossômico, tal como na doença de Fabry e doença de Niemann-Pick

POLIÚRIA

Diabetes melito (sem controle)

Diabetes insípido:

- Central: tumor, trauma/cirurgia, infiltração (como em tuberculose, sarcóide, histiocitose X, hipofisite linfocitária, DIDMOAD*)
- Nefrogênica: hipercalcemia, hipocalemia, lítio, ligada a X

Diuréticos

Fase diurética da insuficiência renal aguda, insuficiência renal crônica

Pós-diurese obstrutiva

Polidipsia psicogênica

PONTEADO BASÓFILO

Deficiência de pirimidina-5'-nucleotidase

Intoxicação por chumbo (inibição da pirimidina-5'-nucleotidase)

Anemia sideroblástica

Talassemia

PRESSÃO ARTERIAL, ↑ E ↓

Ver em Hipertensão e Hipotensão

PRESSÃO DIFERENCIAL

↑

Insuficiência aórtica

Tireotoxicose

Gravidez

Ducto arterial patente

Insuficiência cardíaca de alto débito (anemia intensa, beribéri, doença de Paget)

↓

Estenose aórtica

Choque

Derrame pericárdico, pericardite constritiva

PRESSÃO INTRACRANIANA, ↑

Vascular: hemorragia (extradural, subdural, subaracnóide, intracerebral)
Infecção: meningite/encefalite, abscesso
Trauma: traumatismo craniano
Tumores
Hipertensão intracraniana benigna, hidrocefalia, edema cerebral

PRESSÃO VENOSA JUGULAR

PVJ ↑

Insuficiência cardíaca direita
Insuficiência tricúspide
Derrame pericárdico, pericardite constritiva
Sobrecarga hídrica
Obstrução da veia cava superior

Ondas "a" (ondas em canhão)

Regulares: ritmo nodal, taquicardia nodal paroxística, bloqueio cardíaco parcial com intervalo PR muito longo
Irregulares: bloqueio cardíaco total, batimentos ectópicos múltiplos

PRIAPISMO

Baixo fluxo:
- Depois de intercurso normal
- Depois de auto-injeção de alprostadil ou papaverina para impotência
- Agentes α-bloqueadores, como a prazosina
- Doenças hematológicas: doenças falciformes, leucemia
- Hemodiálise

Fluxo alto (raro):
- Causado por lesão que resulta em aneurisma da artéria profunda do corpo cavernoso

PROPTOSE

Unilateral

Tumor orbitário (tumor do nervo óptico, linfoma de Hodgkin, etc.), granuloma
Celulite orbitária

Bilateral

Fístula caroticocavernosa
Trombose do seio cavernoso
Tireotoxicose
Anormalidades orbitárias (craniostenoses: síndrome de Crouzon ou de Apert)

PROTEINÚRIA

Gravidez
Diabetes melito
Hipertensão
Infecção (ITU)
Inflamação (LES, glomerulonefrite)
Mieloma múltiplo
Amiloidose
Outras causas: febre, exercício, ICC, proteinúria ortostática, contaminação (sêmen, corrimento vaginal)

PRURIDO

Doenças cutâneas

Eczema, reações alérgicas
Líquen plano
Escabiose
Herpes simples, herpes zoster, parasitas
Dermatite herpetiforme
Afecções bolhosas
Psoríase (ocasionalmente)
Prurigo nodular (após picadas de insetos)

Doenças sistêmicas

Metabólicas: insuficiência hepática, insuficiência renal crônica
Endócrinas: hipertireoidismo, hipotireoidismo, diabetes melito
Hematológicas: policitemia, anemia ferropriva, linfoma de Hodgkin
Psicogênicas: parasitofobia, ansiedade
Infecção tropical: filariose, ancilóstomo
Drogas: alcalóides

PRURIDO ANAL

Incontinência, diarréia, higiene precária
Infecção: *Enterobius vermicularis*, fúngica (candidíase, *tinea* crural), escabiose
Doença anal: hemorróidas, fissura, fístula, condiloma
Doença da pele: dermatite de contato, eczema, psoríase, líquen escleroso
Outras causas: ansiedade, calças apertadas

PSEUDO-HERMAFRODITISMO

Feminino

Excesso de andrógenos:
- Alta exposição durante o período embrionário: andrógeno de tumor da supra-renal/ovariano ou luteoma da gravidez, hiperplasia congênita da supra-renal (HCSR), ingesta de andrógenos ou progestágenos androgênicos tomados pela mãe
- Aumento da síntese nas supra-renais: HCSR

Masculino

Hipoplasia das células de Leydig
Mutação do receptor de hormônio luteinizante (LH) ou do LH (autossômica recessiva)
Defeitos da síntese de testosterona (autossômicos recessivos)
Deficiência da 5-alfa-redutase (autossômica recessiva)
Insensibilidade dos andrógenos: espectro varia de parcial (síndrome de Reifenstein) a completa (síndrome da feminização testicular)

PTOSE

Paralisia do terceiro nervo (*Ver* Paralisia dos nervos cranianos)
Síndrome de Horner (*Ver* Síndrome de Horner)
Miopatia:
  Miastenia *gravis*
  Distrofia miotônica
  Miopatia ocular
Congênita
Sífilis

PTT

Ver TTPA

PUBERDADE

Tardia

Crescimento constitucional e atraso da puberdade
Hipogonadismo de início antes da puberdade (*Ver* Hipogonadismo)

Precoce

Completa (central)

Congênita: hidrocefalia, malformações cerebrais
Adquirida: tumores (hipotalâmicos/hipofisários: glioma, hamartomas), trauma, radiação, infiltrações

Incompleta

Desenvolvimento prematuro dos pêlos púbicos/axilares: excesso de andrógenos

Células de Leydig estimuladas por hCG (que tem atividade semelhante à do LH), como no hepatoma, hepatoblastoma, teratomas da pineal/hipotálamo
Ativação prematura das células de Leydig (testotoxicose) devido a uma mutação ativadora do receptor de LH
Tumor de células de Leydig
Síndrome de McCune-Albright: ativação constitutiva do receptor de gonadotrofinas nas células de Leydig
Excesso de andrógenos de tumores da supra-renal, HCSR
Esteróides sexuais exógenos

PUBERDADE (Continuação)

Desenvolvimento prematuro das mamas (telrache): excesso de estrogênios

Cisto de ovário (desenvolvido possivelmente devido à secreção prematura de FSH)
Hipotireoidismo (↓ hormônio da tireóide → ↑ TSH estimula secreção de FSH; ↑ FSH → desenvolvimento de cisto ovariano)
Neoplasia ovariana
McCune-Albright

PULSO PARADOXAL

Tamponamento cardíaco, pericardite constritiva
Asma (grave)

PULSO

Taquicardia: *Ver* Taquicardia
Bradicardia: *Ver* Bradicardia

Pulso irregular

Arritmia sinusal (freqüência aumenta com a inspiração)
Irregularmente irregular: fibrilação atrial, batimentos ectópicos múltiplos (extra-sístoles), *flutter* atrial com bloqueio variável
Regularmente irregulares: bloqueio atrioventricular de segundo grau, bigeminismo ventricular

Pulso oscilante

Vasodilatação periférica: retenção de CO_2 (DPOC), sepse, insuficiência hepática, tireotoxicose
↑ Volume sistólico: insuficiência aórtica, ducto arterial patente, grandes fístulas AV, tireotoxicose, anemia intensa, exercício

Pulsos desiguais/tardios

Aterosclerose, doença tromboembólica
Dissecção aórtica
Aneurisma aórtico
Arterite: vasculite de grandes vasos (arterite de Takayasu, arterite de células gigantes, sífilis secundária)
Síndrome do roubo da subclávia
Estenose aórtica supravalvar

PUPILAS

Dilatadas: *Ver* Midríase
Constrição: *Ver* Miose
Desiguais: *Ver* Anisocoria

PÚRPURA

Senil
Esteróides (iatrogênica, síndrome de Cushing)
Infecção: septicemia meningocócica/CIVD, endocardite infecciosa
Distúrbios das plaquetas: quantitativos (trombocitopenia), qualitativos (doença de von Willebrand), coagulopatia (hemofilia, hepatopatia, anticoagulantes)
Vasculite: exemplos:
Primárias: púrpura de Henoch-Schönlein, poliarterite nodosa, Churg-Strauss, granulomatose de Wegener, crioglobulinemia
Secundárias: LES, artrite reumatóide
Doenças do colágeno: escorbuto, síndrome de Ehlers-Danlos
Outras causas: embolia (como por colesterol), telangectasia hemorrágica hereditária, amiloidose

PÚSTULAS

Infecção:
Bacteriana: estafilocócica, bacilos gram-negativos, gonocócica, sífilis secundária
Viral: HSV, VVZ (pústulas precedidas por vesículas)
Fúngica: infecção por dermatófitos tratados inadequadamente com esteróides tópicos
Escabiose
Psoríase (pustular)
Piodermite gangrenosa
Drogas: esteróides, fenitoína, isoniazida
Desenvolvimento em locais de trauma (patergia): doença de Behçet, síndrome de Sweet
Com outros sinais cutâneos: acne, rosácea

Q

QUEDA PLANTAR

Neurológico

Lesão do nervo fibular comum: mononeurite múltipla, como no diabetes melito (*Ver* Mononeurite múltipla)

Lesão da raiz L5 (radiculopatia), como no prolapso do disco intervertebral

Mais raro: doença neurônio motor, esclerose múltipla, AVE

Muscular

Lesão dos dorsiflexores, síndrome de compartimento

QUEILITE (ESTOMATITE ANGULAR)

Anemia ferropriva

Deficiência de riboflavina

Candidíase

Dermatite de contato (batons, colocar canetas na boca)

Morder os lábios

Fechamento excessivo da boca (sem dentes ou com próteses)

QUIRODÁCTILOS CURTOS, 4º E 5º

Síndrome de Turner

Pseudo-hipoparatireoidismo

Resíduos de dactilite (doença falciforme)

R

RADIOGRAFIA DE TÓRAX

Linfadenopatia hilar bilateral

Tuberculose
Sarcoidose
Linfoma
Outros: carcinoma brônquico, tumores metastáticos, infecções torácicas recorrentes, AIDS, beriliose, silicose

Lesões pulmonares com cavitação

Abscesso
Tumor (particularmente carcinoma espinocelular)
Infarto

Lesões nodulares

Tumores: carcinoma brônquico, depósito metastático, p. ex., câncer de mama, carcinoma de células renais, hamartoma, adenoma, fibroma
Infecção: pneumonia, tuberculose, abscesso, cisto hidátido
Infarto
Derrame pleural encistado
Nódulo reumatóide
Vasculites (granulomatose de Wegener)
Malformação arteriovenosa

Sombras no espaço aéreo/alveolares

Pus (consolidação)
Líquido (edema pulmonar)
Sangue (hemorragia pulmonar)
Células (carcinomatose linfangítica, carcinoma de células alveolares)

Sombras reticulonodulares

Fibrose pulmonar
Alveolite fibrosante criptogênica
Doenças do tecido conjuntivo: esclerodermia, LES < sarcoidose, artrite reumatóide, espondilite anquilosante
Drogas (amiodarona, bussulfano, bleomicina, nitrofurantoína), radiação
Alveolite alérgica extrínseca (pulmão do fazendeiro, pulmão do criador de aves, pulmão do trabalhador com malte)
Pneumoconioses (pneumoconiose dos trabalhadores do carvão, asbestose, silicose, beriliose)

Sombras reticulonodulares (classificadas de acordo com as zonas pulmonares em que comumente ocorrem)

Zona superior: aspergilose broncopulmonar alérgica, radiação, alveolite alérgica extrínseca, espondilite anquilosante, sarcoidose, tuberculose (a mais comum)
Zona média: sarcoidose
Zona inferior: alveolite fibrosante criptogênica, drogas, asbestose, artrite reumatóide, esclerodermia

Hemitórax opacificado

Grande derrame pleural
Pneumonectomia
Ausência congênita de pulmão/hipoplasia extensa
Colapso

"RASH"

Doenças cutâneas, como eczema, psoríase, urticária
Drogas
Infecção (bacteriana, viral, fúngica, parasitária)
Doenças inflamatórias/do tecido conjuntivo
Malignidade
Ver também Hiperpigmentação; Máculas hipopigmentadas, *Rash* fotodistribuído

"RASH" DESCAMATIVO

Síndrome do choque tóxico
Escarlatina
Reação medicamentosa
Doença de Kawasaki

"RASH" ERITEMATOSO AXILAR

Dermatite seborréica
Dermatite de contato
Psoríase das flexuras
Infecção fúngica: candidíase, *tinea*
Eritrasma (infecção por *Corynebacterium*)

"RASH" FOTODISTRIBUÍDO

Drogas, como amiodarona, sulfamidas, tetraciclinas, griseofulvina, fenotiazínicos, cloroquina
LES
Dermatomiosite
Porfiria cutânea tardia
Pelagra
Erupção polimórfica à luz

"RASH" GENITAL

Ver Úlceras genitais

"RASH" PALMOPLANTAR

Eritema palmar (*ver* anterior)
Eczema disidrótico
Pustulose palmoplantar (pode associar-se à sinovite, acne, hiperostose e osteíte na síndrome SAPHO)
Síndrome de Reiter (ceratodermia gonocócica)
Lesões de Janeway (endocardite infecciosa)
Sífilis secundária
Eritema multiforme
Sinal de doença enxerto-hospedeiro

REAÇÃO LEUCEMÓIDE

Infecção grave, tuberculose
Queimaduras
Infiltração maligna da medula óssea
Hemólise
Hemorragia

REFLEXOS

Reflexos
- ↑: *Ver* Lesão do neurônio motor superior
- ↓: *Ver* Lesão do neurônio motor inferior

Reflexos ausentes com plantares em extensão

Doença do neurônio motor
Ataxia de Friedreich
Degeneração combinada subaguda da medula (deficiência de B_{12})
Choque medular
Tabes dorsalis
Pelagra
Lesão do cone medular
Hiponatremia grave

RESPIRAÇÃO BRÔNQUICA

Consolidação (pneumonia)
Derrame pleural anterior
Abscesso
Câncer pulmonar
Fibrose

RESPIRAÇÃO DE CHEYNE-STOKES

Lesões ou compressão no tronco cerebral (AVE, hipertensão intracraniana)
Insuficiência do ventrículo esquerdo
Morfina

RESPIRAÇÃO DE KUSSMAUL

Acidose metabólica, como na cetoacidose diabética, uremia, etc.

RETENÇÃO URINÁRIA AGUDA

Masculina

Hiperplasia prostática/carcinoma
Obstrução da luz uretral/colo vesical (estenose, cálculo, tumor, coágulo)
Pós-operatória*
Medicação: anticolinérgicos, antidepressivos, álcool
Neurológica: esclerose múltipla, doença da medula espinal, como trauma/compressão, neuropatia autônoma diabética

Feminina

Massa pélvica: fibróides, massa ovariana, gravidez (e trauma de trabalho de parto)
Obstrução da luz uretral/colo vesical (cálculo, tumor, coágulo)
Pós-operatório
Medicação: p. ex., anticolinérgicos, antidepressivo, álcool
Neurológico: esclerose múltipla, doença do cordão medula, p. ex., ferir/comprimir, diabete neuropática autonômica
*Pós-operatória: drogas/anestésicos, imobilidade, constipação, dor, edema local, neuropraxia, obstrução da saída vesical preexistente

RETICULOCITOSE

Hemólise
Hemorragia
Depois da resposta ao tratamento com B_{12}/folato/ferro dado para medula que precisa deles

RETINITE PIGMENTOSA

Abetalipoproteinemia
Laurence-Moon-Biedl
Doença de Refsum
Ataxia de Friedreich e outras ataxias hereditárias
Neuropatias familiais
Lipidoses neuronais (lipofuscinose ceróide)

RONCO

Apnéia obstrutiva do sono
Estreitamento das vias aéreas:
- Palato mole espesso de implantação baixa, úvula mais longa que o normal
- Língua que cai para trás quando a pessoa dorme em decúbito dorsal
- Aumento das tonsilas, obstrução nasal (alergias, desvio de septo)

↑ do afrouxamento das partes moles das vias aéreas superiores e fraqueza muscular:
- ↑ Idade, obesidade, álcool/tranqüilizantes

ROUQUIDÃO

Laringite: *Aguda* (associada à infecção do trato respiratório superior, esforço vocal agudo), *Crônica* (associada a esforço crônico das pregas vocais, álcool, tabagismo, DRGE, gotejamento pós-nasal, vapores químicos)
Lesão do nervo laríngeo recorrente: tumores (base do crânio, pescoço, como na tireóide, mediastino, câncer de pulmão), cirurgia (tireóide, paratireóide, endarterectomia carotídea)
Nódulos do cantor
Trauma laríngeo (intubação)
Carcinoma laríngeo
Hipotireoidismo
Afonia histérica

RUBEOSE DA ÍRIS

Retinopatia proliferativa (diabetes melito, doença falciforme, trombose da veia da retina)
Doença da artéria carótida, incluindo fístula carótido-cavernosa
Inflamação intra-ocular crônica/tumor
Descolamento crônico da retina

RUBOR FACIAL

Fisiológico: calor, esforço físico, emoção
Menopausa
Feocromocitoma
Síndrome carcinóide
Drogas: álcool (particularmente com clorpropamida), testosterona, nitritos
Rosácea

S

SANGRAMENTO MENSTRUAL IRREGULAR

Causas semelhantes às da Menorragia

SANGRAMENTO PROLONGADO

Distúrbios plaquetários (*Ver* Tempo de sangramento)
Distúrbios da coagulação:
Hemofilia
Hepatopatia
Deficiência da vitamina K/varfarina
Coagulação intravascular disseminada

SECREÇÃO GENITAL (SEXO MASCULINO)

Fisiológica

Excitação sexual, esmegma, cristalúria, prostatorréia

Patológica

Uretra: gonorréia, clamídia, infecção inespecífica, tricomoníase, herpes, secundária à lesões intra-uretrais, secundária à prostatite/infecção/lesão do trato urinário alto
Prepúcio/glande: candidíase, herpes, balanopostite

SECREÇÃO MAMILAR

Láctea: final da gravidez, lactação, puberdade, hiperprolactinemia
Purulenta: mastite, abscesso de mama, tuberculose (rara)
Amarelo-esverdeada: ectasia ductal, doença fibrocística
Tingida de sangue: carcinoma intraductal, papiloma intraductal, doença de Paget do mamilo

SECREÇÃO RETAL

Comum

Hemorróidas
Fissura anal
Prolapso retal
Proctite
Condilomas perianais

Ocasional

Carcinoma retal
Fístula anal
DII perianal
Síndrome da úlcera retal solitária
Adenoma viloso

Raramente

Infecção: tuberculose anal, gonorréia, sífilis, HIV
Carcinoma anal

SECREÇÃO URETRAL

Ver Secreção genital

SEGMENTO ST

Infradesnivelamento

Isquemia do miocárdio
Infarto do miocárdio (posterior)
Drogas (digoxina, quinidina)
Hipertrofia ventricular

Supradesnivelamento

Infarto do miocárdio (agudo)
Pericardite
Angina de Prinzmetal
Aneurisma do ventrículo esquerdo
Ponto de partida alto

SENSAÇÃO DE EXCESSO DE AR NO ABDOME

Ver Eructações, sensação de aumento de gases no abdome e flatulência

SIBILO

Estreitamento das vias aéreas:
- Asma
- Bronquite
- Bronquiectasia
- Corpo estranho
- Tumor

Insuficiência do ventrículo esquerdo
Síndrome carcinóide
Eosinofilia pulmonar (eosinofilia tropical, aspergilose broncopulmonar alérgica, poliarterite nodosa)

SINAIS CEREBELARES

Ver Ataxia

SINAL DE KUSSMAUL

Derrame pericárdico
Pericardite constritiva
Miocardiopatia restritiva

SÍNCOPES

Cardiovasculares (↓ transitória do fluxo sangüíneo para o cérebro)

Arritmia: bradicardia (bloqueio cardíaco), taquicardia

Obstrução do fluxo de saída: estenose aórtica, MCOH, embolia pulmonar, estenose pulmonar

Hipotensão postural: hipovolemia, neuropatia autônoma (diabetes), anti-hipertensivos (inibidores da ECA)

IM, dissecção aórtica, qualquer patologia que ↓ débito cardíaco

Neurológicos

Epilepsia, AVC/ataque isquêmico transitório (AIT) (raramente)

Vasovagal (bradicardia reflexa)

Ficar em pé por tempo prolongado, especialmente em ambiente quente, emoção

Outras causas de hiperatividade vagal: micção, tosse, hipersensibilidade do seio carotídeo (barbear o pescoço, virar a cabeça)

Metabólica: hipoglicemia

Obs.: não há perda de consciência nítida nos ataques de curta duração

SÍNDROME DE HORNER

Tronco cerebral/medula espinal cervical: tumor (glioma), infarto, siringomielia/bulbia

Raiz T1: lesão do plexo braquial, neurofibromatose

Cadeia simpática cervical: tumor de Pancoast (ápice pulmonar)

Artéria carótida interna: dissecção, oclusão

SÍNDROME DO FORAME JUGULAR (ENVOLVENDO OS NERVOS CRANIANOS IX, X E XI)

Meningiomas

Metástases

Neurofibroma dos nervos IX, X ou XII

Outros tumores: tumores do ângulo pontocerebelar, colesteatomas, tumor do glomo, tumor do corpo carotídeo

Trauma: fratura na base do crânio

Infecção da orelha média que se propaga para a fossa posterior

Trombose da veia jugular

Doença de Paget

SÍNDROME DO TÚNEL DO CARPO

Idiopática
Amiloidose (β_2-microglobulina relacionada à amiloidose na insuficiência renal crônica)
Acromegalia
Mixedema
Gravidez, contracepção oral (retenção hídrica)
Obesidade
Osteoartrite
Artrite reumatóide
Diabetes melito
Fratura (deformidade local)
Trauma, ocupações manuais
(↑ Triglicerídeos podem causar disestesias semelhantes às da síndrome do túnel do carpo)

SOBRECARGA DE FERRO

Transfusões repetidas, como na talassemia
Hemocromatose
Terapia com ferro

SOLUÇO

Benigno

Distensão gástrica: alimentação excessiva, bebidas gasosas, aerofagia, insuflação gástrica durante endoscopia
Ingesta excessiva de álcool e uso de tabaco; alterações súbitas da temperatura ambiente ou do TGI, excitação súbita

Irritação do nervo frênico

Massas cervicais (bócios), massas mediastinais
Anormalidades diafragmáticas, como refluxo gastresofágico, hérnia de hiato, manipulação intra-operatória
Subdiafragmática: abscesso subfrênico

Irritação do nervo vago

Irritação do nervo laríngeo recorrente por faringite, laringite, tumores cervicais
Irritação do ramo auricular do vago por corpos estranhos que tocam na membrana timpânica

Tóxica/metabólica

Uremia, intoxicação por álcool, anestesia geral

Distúrbios do SNC

Lesões vasculares, infecciosas ou estruturais que liberam a inibição normal do reflexo do soluço

Psicogênicos

Ansiedade, simulação

SONS DA RESPIRAÇÃO, ↓

Colapso
Derrame pleural
Pneumotórax
Enfisema

SOPRO

Sistólico

Sistólico em ejeção
Área aórtica: estenose aórtica (*Ver* Estenose aórtica), esclerose aórtica
Área pulmonar: inocente, comunicação interatrial, estenose pulmonar
(*Obs.*: na MCOH, ouve-se um sopro sistólico em ejeção na borda esquerda do esterno, irradiando-se para as áreas aórtica e mitral)
Pansistólico
Insuficiência mitral (*Ver* Insuficiência mitral), comunicação interventricular, insuficiência tricúspide (*Ver* Insuficiência tricúspide)

Diastólico

Protodiastólico: insuficiência aórtica (*Ver* Insuficiência aórtica), insuficiência pulmonar
Mesossistólico: estenose mitral (*Ver* Estenose mitral), estenose tricúspide (rara)
Contínuo: ducto arterial patente

SOPROS CARDÍACOS

Ver Sopro

SUDORESE

↑ Sudorese: *Ver* Hiperidrose
Ver também Sudorese noturna

SUDORESE NOTURNA

Infecções: infecções crônicas, como a tuberculose, infecções bacterianas subagudas (como a endocardite e a osteomielite), outras: HIV, histoplasmose
Malignidade, como linfoma e tumores sólidos
Menopausa
Medicamentos: agonistas do GnRH, antidepressivos

SURDEZ

De condução

Cerúmen no canal auditivo
Tímpano: perfuração, colesteatoma (otite média crônica)
Otosclerose, anormalidade ossicular
Derrame na orelha média (secundário à infecção ou malignidade)

Neurossensorial

Infecção: sarampo, caxumba, meningite, sífilis (rara)
Trauma: acústico, traumatismo craniano, cirurgia
Tumor: neuroma do vestibulococlear
Tóxica: aminoglicosídeos, citotóxicos, furosemida
Congênita: rubéola materna, eclâmpsia, hipoxia perinatal
Genética: síndrome de Alport, síndrome de Waardenburg, DIDMAOS
Degenerativa: presbiacusia
Outras: doença de Ménière, doença de Paget do osso

T

TAQUICARDIA

Taquicardia sinusal

Febre, exercícios, ansiedade, anemia, drogas (cafeína, salbutamol, anticolinérgicos, catecolaminas, nicotina), gravidez
Hipotensão (hipovolemia, septicemia)
Cardíacas: IM, insuficiência cardíaca congestiva, pericardite constritiva
Pulmonares: embolia pulmonar, asma, doença pulmonar crônica
Endócrinas: hipertireoidismo, feocromocitomas, hipoglicemia

Taquicardia supraventricular

Idiopática, síndrome de Wolff-Parkinson-White

Fibrilação/*flutter* atrial

Idiopática, tireotoxicose, abuso de álcool, pulmonar: embolia/infecção/câncer, pericardite, miocardiopatia, cardiopatia isquêmica, cardiopatia reumática, estenose mitral

Taquicardia ventricular

Idiopática, cardiopatia isquêmica/IM, cardiopatia hipertensiva, miocardiopatia, miocardite, síndrome do QT longo, drogas

TAQUIPNÉIA

Ver Freqüência respiratória

TELANGECTASIA

Variante normal
Doenças do tecido conjuntivo: esclerodermia, LES, dermatomiosite
Genética: telangectasia hemorrágica hereditária, ataxia-telangectasia
Hepatopatia crônica (cirrose alcoólica)
Gravidez
Esteróides tópicos (por longo tempo)
Rosácea
Dermatite por radiação

TEMPO DE INÍCIO DO DISTÚRBIO SENSITIVO

Transitório

Epilepsia
Enxaqueca
AIT, AVE

Desmielinização do SNC
Encarceramento de nervo periférico ou raiz
Psicogênico

Persistente

Cérebro: processos expansivos (tumor, hematoma subdural, abscesso)
Medula espinal: espondilose cervical, desmielinização
Raiz nervosa: radiculopatia espondilítica
Nervo periférico: neuropatia periférica, como no diabetes melito (*Ver* Polineuropatia)

TEMPO DE PROTROMBINA (TP), ↑

Varfarina/deficiência de vitamina K
Hepatopatia
CIVD
Heparina
Obs.: TP monitora a via extrínseca, ou seja, deficiência ou inibição dos fatores de coagulação: VII, X, V, II, fibrinogênio

TEMPO DE SANGRAMENTO, ↑

Trombocitopenia (*Ver* Trombocitopenia)

TEMPO DE TROMBINA, ↑

CIVD (↓ fibrinogênio)
Heparina

TENESMO

Processos expansivos na parede/luz do reto, como um carcinoma retal
Síndrome do cólon irritável

TESTES DA FUNÇÃO DA TIREÓIDE

T4, T3 e TSH normais: eutireóideo
T4 e T3 normais, ↓ TSH: hipertireoidismo subclínico, mesmas causas que hipertireoidismo manifesto
T4 e T3 normais, ↑ TSH: hipotireoidismo subclínico, mesmas causas que o hipotireoidismo manifesto .
↓ T4 e T3, ↑ TSH: hipotireoidismo primário (*Ver* Hipotireoidismo)
↓ T4 e T3, ↓ TSH ou normal: hipotireoidismo secundário (*Ver* Hipopituitarismo), síndrome da doença entiróidea (doença sistêmica, especialmente em pacientes hospitalizados)
↑ T4 e T3, ↓ TSH: hipertireoidismo primário (*Ver* Hipertireoidismo)
↑ T4 e T3, TSH normal ou ↑: hipertireoidismo secundário (TSHoma da hipófise), resistência ao hormônio da tireóide
↑ T4 e T3, ↑ TSH normal: globulina de ligação à tiroxina no soro
Hipertiroxinemia disalbuminêmica familial
Anticorpos anti-T4

TESTES DE FUNÇÃO HEPÁTICA

AST (TGO) ↑

Lesão dos hepatócitos
Hemólise
Infarto do miocárdio
Lesão de músculo esquelético

ALT (TGP) ↑

Lesão dos hepatócitos
Choque

Fosfatase alcalina ↑

Hepatopatia: colestase (*Ver* Icterícia obstrutiva)
Doença óssea (↑ atividade osteoblástica): crescimento na adolescência, fratura cicatrizada, doença de Paget do osso, osteomalacia, metástases ósseas, hiperparatireoidismo, insuficiência renal
Placenta: gravidez
Doença do intestino delgado

TESTES DE FUNÇÃO PULMONAR

Defeito obstrutivo: relação $VEF_1/CVF < 75\%$

Asma
DPOC

Defeito restritivo: relação $VEF_1/CVF > 75\%$

Fibrose pulmonar:
- Alveolite fibrosante criptogênica
- Doenças do tecido conjuntivo: esclerodermia, LES, sarcoidose, átrio esquerdo, espondilite anquilosante
- Drogas (amiodarona, bussulfam, bleomicina, nitrofurantoína), radiação
- Alveolite alérgica extrínseca (pulmão de fazendeiro, pulmão do criador de pássaros, pulmão dos trabalhadores com malte)
- Pneumoconioses (pneumoconiose dos trabalhadores do carvão, asbestose, silicose, beriliose)

Fator de transferência

↓

Pneumopatia intersticial (fibrose pulmonar)
Embolia pulmonar
Enfisema
Anemia
Malformação arteriovenosa

↑
Hemorragia pulmonar
Policitemia
Pneumonectomia
Asma
Shunt E → D
Obesidade severa, exercícios antes da sessão de testes

TESTOSTERONA, ↓

Ver Hipogonadismo

TGO

Ver Testes de função hepática

TGP

Ver Testes de função hepática

TÍBIA EM ARCO

Doença de Paget
Raquitismo
Doença treponêmica: sífilis, bouba
Síndrome de McCune-Albright
Osteogênese imperfeita

TINIDO

Causas locais

Presbiacusia
Doença de Ménière
Induzido por ruído
Drogas ototóxicas, como os aminoglicosídeos e os diuréticos de alça
Otosclerose
Aneurismas/malformações AV
Tumores: neuroma do acústico, tumor do glomo jugular, tumor do corpo carotídeo
Problemas da articulação temporomandibular
Insetos, varejeiras

Causas gerais

Febre
SCV: hipertensão, insuficiência cardíaca
Hematológicas, ↑ viscosidade, anemia
SNC: esclerose múltipla
Drogas: aspirina, álcool, quinino

TIREOGLOBULINA

↑ níveis

Genética
Gravidez
Drogas (estrogênio, opiáceos, fenotiazínicos)
Hepatite viral aguda, porfiria aguda intermitente

↓ níveis

Genética
Desnutrição
Hepatopatia crônica
Síndrome nefrótica
Drogas (andrógenos, corticosteróides)
Acromegalia

TONTURA

Vertigem: *Ver* Vertigem
Desequilíbrio: *Ver* Ataxia
Desmaio: anemia, síncope

TOSSE

Infecção do trato respiratório alto
Causas pulmonares:
- Todas as doenças pulmonares, como, p. ex.:
- Asma, DPOC, embolia pulmonar, infecção (pneumonia, tuberculose, fúngica), bronquiectasia, malignidade, doença pulmonar intersticial, sarcoidose, pneumoconiose

Outras causas:
- Gotejamento pós-nasal
- Doença do refluxo gastresofágico
- Inibidores da ECA
- Insuficiência cardíaca
- Psicogênica

TP

Ver Tempo de protrombina

TREMOR

Tremor essencial: (tremor postural de mãos/cabeça, como quando se segura um copo/na escrita, história familiar positiva, ↓ com álcool ou betabloqueadores)
Tremor fisiológico: piora com hipertireoidismo, ansiedade, álcool, drogas, como os broncodilatadores β-agonistas, valproato, lítio, antidepressivos
Tremor em repouso: doença de Parkinson e outras síndromes acinético-rígidas
Tremor intencional: sinal cerebelar (*Ver* Sinais de cerebelares)

TRIAGEM DA COAGULAÇÃO

TP: *Ver* Tempo de protrombina
TTPA: *Ver* TTPA
INR: *Ver* INR
TT: *Ver* Tempo de trombina
CIVD: *Ver* Coagulação intravascular disseminada

TROMBOCITOPENIA

Ver Plaquetas

TROMBOCITOSE

Ver Plaquetas

TROPONINA T, ↑

Infarto do miocárdio
Também pode estar elevada em: angina instável, insuficiência renal crônica

TTPA, ↑

Hemofilia
Doença de Von Willebrand
Hepatopatia
Terapia com varfarina, deficiência de vitamina K
Heparina
CIVD
Obs.: o TTPA monitora a via intrínseca, isto é, deficiência de inibição dos fatores de coagulação XII, XI, IX, VIII, X, V, II e fibrinogênio

TUMEFAÇÕES CERVICAIS

Linha média

Edema da glândula tireóide
Cisto tireoglosso
Linfonodos
Raras: cisto dermóide sublingual, bolsa faríngea, rânula tamponando, bursa subhióidea, carcinoma laríngea/traqueal/esofágica
Tumefação do manúbrio:
- Macia: lipoma
- Endurecida: tumor ósseo ou plasmacitoma
- Pulsátil: aneurisma da aorta causando erosão

Triângulo anterior

Linfonodos, abscesso frio (tuberculose)
Tumefação de glândula salivar (submandibular/parótida)
Cisto branquial

TUMEFAÇÕES CERVICAIS (Continuação)

Tumor do corpo carotídeo
Aneurisma do corpo carotídeo
Tumor esternomastóideo

Triângulo posterior

Linfonodos, abscesso frio (tuberculose)
Higroma cístico
Aneurisma da artéria subclávia
Tumor da clavícula

U

ÚLCERA DA CÓRNEA

Infecção bacteriana (*Staphylococcus aureus/epidermidis, Pseudomonas, Streptococcus pneumoniae, Haemophilus*, coliformes)

Viral (herpes simples, herpes zoster)

Fúngica

Acantameba

(As infecções podem vir após abrasão da córnea, uso de lentes de contato ou de esteróides tópicos)

ÚLCERAS GENITAIS

Ver Úlceras genitais

ÚLCERAS ORAIS

Ver Úlceras

ÚLCERAS: BOCA, GENITAIS, MEMBROS INFERIORES

Boca

Trauma, úlceras aftosas

Doenças gastrointestinais: doença de Crohn, doença celíaca

Infecção: herpes simples, estomatite ulcerativa aguda (angina de Vincent), candidíase, tuberculose, sífilis (rara)

Excluir: leucemia, agranulocitose

Inflamatórias: doença de Behçet, artrite reativa, LES

Doenças da pele: pênfigo, penfigóide, eritema multiforme, líquen plano

Malignidade: carcinoma espinocelular

Outras causas: síndrome de Strachan

Genitais

Infecção: Dolorosas: herpes simples, *Haemophilus ducreyi* (cancróide)

Indolores: Sífilis (*Treponema pallidum*), Linfogranuloma venéreo (*Chlamydia trachomatis*), Granuloma inguinal (*Calymmatobacterium granulomatis*)

Doença de Behçet

Doença de Crohn

Síndrome de Reiter

Eritroplasia de Queyrat, carcinoma espinocelular

Trauma

Outros *rashes* genitais: erupção fixa por droga, eczema, psoríase, escabiose

ÚLCERAS: BOCA, GENITAIS, MEMBROS INFERIORES (CONTINUAÇÃO)

Orogenitais

Infecção: herpes simples, sífilis
Doenças inflamatórias: doença de Behçet, síndrome de Reiter
Doenças de pele: pênfigo, eritema multiforme
GI: doença de Crohn
Outras causas: doenças de Strachan

Membros inferiores

Venosas: insuficiência venosa superficial, sífilis
Arterial: aterosclerose
Diabéticas: isquêmicas e neuropáticas
Vasculite: artrite reumatóide, vasculites primárias, como na poliarterite nodosa
Anemia falciforme
Pressão
Piodermite gangrenosa
Malignidade

UNHA(S) AZUL(IS)

Hematoma subungueal
Melanoma
Infecção por Pseudomonas
Doença de Wilson

URÉIA (↑ E ↓)

↑
Comprometimento da taxa de filtração glomerular (TFG)
Proteína alta na dieta, hemorragia GI, estados catabólicos
Desidratação
Drogas: esteróides, tetraciclina
↓
Aumento da TFG (gravidez)
Dieta pobre em proteínas, caquexia, insuficiência hepática
SIHAD
Drogas: valproato de sódio

URGÊNCIA

ITU
Bexiga: cálculos, tumor, compressão por massa pélvica
Aumento da próstata (hipertrofia benigna, câncer)
Incontinência de esforço genuína, instabilidade do detrusor, urgência sensitiva

UVEÍTE

Doenças inflamatórias/do tecido conjuntivo: espondiloartropatias soronegativas: (artrite reativa, enteropática [doença inflamatória intestinal]), espondilite anquilosante, artrite psoriática), sarcoidose, doença de Behçet, artrite crônica juvenil

Infecção: CMV, toxoplasmose, infecção pós-operatória, fúngica, herpética, tuberculose, sífilis, *Toxocara*

Doença ocular: oftalmite simpática, tumores intra-oculares

V

VEIAS DA PAREDE ABDOMINAL DILATADAS

Cabeça de medusa (hipertensão porta)
Obstrução da veia cava inferior

VERTIGEM

Labirinto:
- Labirintite aguda
- Vertigem posicional benigna
- Doença de Ménière
- Secundária à doença da orelha média

Nervo vestibular:
- Herpes zoster
- Neuroma do vestibulococlear
- Drogas ototóxicas (aminoglicosídeos)

Tronco cerebral:
- Isquemia (circulação vertebrobasilar/sangramento)
- Esclerose múltipla, tumores

Outras causas:
- Enxaqueca
- Epilepsia vertiginosa

VESÍCULAS

Ver Lesões cutâneas bolhosas

VHS

↑

Infecção
Inflamação/doenças do tecido conjuntivo
Malignidade
Metabólica, como no feocromocitoma

↑ VHS, PCR NORMAL

LES
Colite ulcerativa
Mieloma
Recuperação de uma infecção: quando a PC-R estiver normalizada, mas a VHS ainda estiver alta (tem meia-vida mais longa)

VIRILIZAÇÃO

SOPC
Hiperplasia congênita da supra-renal
Síndrome de Cushing
Tumores da supra-renal

VISÃO EM TÚNEL

Retinite pigmentosa (*Ver* Retinite pigmentosa)
Glaucoma crônico
Papiledema crônico

VÔMITO

Drogas, intoxicação, álcool
Patologia abdominal (gastrointestinal, hepática, ginecológica)
Metabólicos/endócrinos: cetoacidose diabética, crise da doença de Addison, hipercalcemia, uremia, gravidez
Neurológicos: hipertensão intracraniana (infecção, processo expansivo, hipertensão intracraniana benigna), labirintite aguda
Glaucoma agudo com ângulo fechado